명의가 알려주는 염증 제로 습관 50

명의가 알려주는

염증 제로 습관 50

이마이 가즈아키 지음 | **오시연** 옮김

시그마북스
Sigma Books

명의가 알려주는
염증 제로 습관 50

발행일 2023년 6월 26일 초판 1쇄 발행
2024년 1월 10일 초판 2쇄 발행
지은이 이마이 가즈아키
옮긴이 오시연
발행인 강학경
발행처 시그마북스
Sigma Books
마케팅 정제용
에디터 최윤정, 최연정, 양수진
디자인 김문배, 강경희

등록번호 제10-965호
주소 서울특별시 영등포구 양평로 22길 21 선유도코오롱디지털타워 A402호
전자우편 sigmabooks@spress.co.kr
홈페이지 http://www.sigmabooks.co.kr
전화 (02) 2062-5288~9
팩시밀리 (02) 323-4197
ISBN 979-11-6862-143-5 (03510)

MEII GA OSHIERU ENSHO ZERO SHUKAN
ⓒ Kazuaki Imai 2022
Korean translation rights arranged with ASUKA SHINSHA, INC.
through Japan UNI Agency, Inc., Tokyo and EntersKorea Co., Ltd., Seoul

일러스트 伊藤カツヒロ

"요즘 들어 왜 이렇게 몸이 안 좋지…."

"요새 확 늙은 거 같아."

이런 생각이 드시나요?

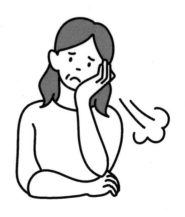

그 원인은 몸에 숨어 있는

염증일지도 모릅니다.

우리 몸에
웅크리고 있는
작디작은 염증이
여러분의
주름과 **처진 피부**,
비만과 **각종 질병**의
원인일 수 있답니다.

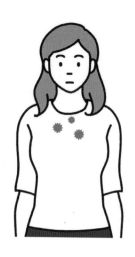

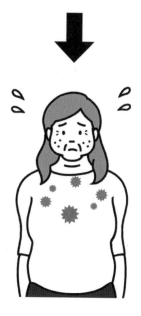

'숨은 염증'은
'만성 염증'이라고도 하는데
자각증상이 거의 없습니다.
우리가 알아차리지 못하는 사이
서서히 **증식**하고
몸 여기저기로 이동해
'**나쁜 짓**'을 하는 것이지요.

염증은 처음에 작은 불씨 상태로
존재하지만, 점차 확산되면서
손 쓸 수 없을 정도로 **큰불이** 됩니다.
그것이 바로

노화와 질병입니다.

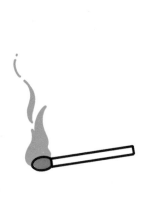

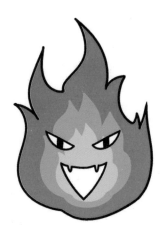

이 책은 그런 염증을
없애거나
예방하기 위한
50가지 습관을
소개합니다.

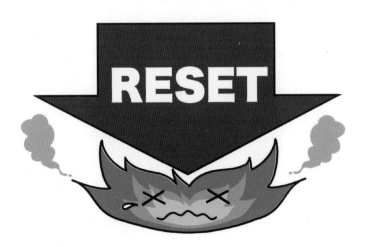

노화와 질병의 원인인

만성 염증을 없애고

젊고 건강한 몸을 만들어봅시다!

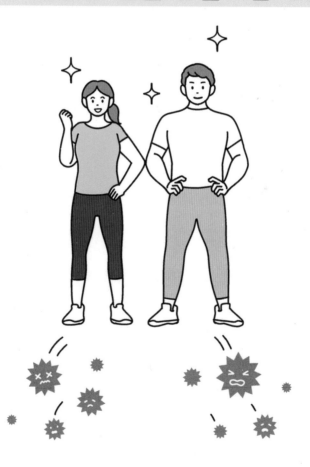

들어가며

처음 진찰을 받으러 오는 환자 중 98%에게 있던 '염증'

염증이 몸을 노화시키고 병들게 한다

첫머리를 읽고 놀라셨나요?

저는 요즘 매일 진료실에서 이 사실을 실감합니다.

바로 '코로나 후유증'에 시달리는 환자들이 저 혼자서는 다 볼 수 없을 정도로 많이 찾아오기 때문이지요.

코로나는 우리 생활을 크게 변화시켰습니다. 그래서인지 좌절감과 우울증을 호소하는 사람들이 전 세계적으로 증가했습니다.

제가 원장을 맡은 미라이 클리닉에 오시는 환자들 중에도 이렇게 말하는 사람이 늘었습니다.

"요즘 유난히 기분이 우울해요."

"몸이 나른하고 아무것도 할 생각이 나지 않습니다."

아직 한창 일할 나이인 30~50대가 그렇게 말합니다. 심지어 10대도 있습니다.

열도 안 나고 별다른 증상 없이 '의욕이 없는 건 내 탓'이라고 생각하는 환자들도 많은데 저는 이렇게 말씀드리겠습니다.

"의욕이 없는 건 여러분 잘못이 아닙니다. 여러분의 약한 마음 때문도 아닙니다. 그것은 몸속의 염증 때문이지요."

실제로 내원하신 분들 중 98%에서 '목의 염증'을 볼 수 있습니다. 그중 목이 아프다거나 목이 껄끄럽다고 증상을 인식하는 분은 40%에 불과합니다. 절반 이상이 염증이 있다는 것을 알아차리지 못하고 있습니다.

그런 분들에게 목 염증(상인두염) 치료를 하면 금세 몸 상태가 좋아지고 마음이 밝아집니다. 목 치료로 심리 상태가 회복되는 것에 모두 놀라시지만, 실제로 휴학이나 휴직했던 사람들이 건강한 몸으로 학교와 직장으로 돌아갔습니다.

만약 '원인을 모르지만 몸 상태가 좋지 않다면', 여러분의 의욕과 체력을 빼앗고 있는 진범은 '몸속 염증'일지도 모릅니다.

그 예로 실제로 제가 진찰해온 분들을 소개하겠습니다.

은퇴한 30대 여성

미국에서 코로나에 걸린 30대 여성입니다. 회복 후 1년 반이 지나도 몸 상태가 좋지 않았습니다. 나른함에 집안일도 못하고 제대로 일어나지도 못해서 개를 산책시키지도 못하는 상태가 계속되었고, 급기야 일도 할 수 없게 되었습니다. 미국에서 진료를 받은 의사는 '원인을 모르겠다' 했고, 치료를 받지는 못했다고 합니다.

일본에 귀국해서 목 치료를 받았더니 몸이 회복되기 시작했습니다. 4개월 후에는 심신이 완전히 건강해졌고, 지금은 객실 승무원으로 이직에 성공해 다시 일본을 떠났습니다.

마음의 문제라는 말을 들은 40대 교원

아이와 관련된 일을 하고 있어서 일찌감치 백신을 3회 접종했지만 코로나에 감염되었고, 심지어 폐 CT 검사상 폐렴이 인정되어 입원을 해야 했습니다.

요양이 끝난 후에도 여러 번 구급차를 부를 정도로 가슴이 답답했다고 합니다. 의사로부터 기관지 확장제를 처방받아도 증상이 개선되지 않자 결국 심리적 문제가 아닐까 생각해 정신과 진료를 권유받았습니다. 하루만 일해도 파김치가 되었고 직장에서는 '정신적으로 약하다'는 지적과 함께 업무 평가도 낮아졌습니다.

제가 이분을 진찰했더니 모든 것이 확실해졌습니다. 상인두에 심한 염증이 남아 있었지요. 그 부분을 치료했더니 답답함이 사라졌습니다. 지금은 예전처럼 업무를 할 수 있을 정도로 건강해졌다며 기뻐했습니다.

CASE 3 등교하지 못했던 수험생

상태가 좋지 않음을 호소하는 환자 중에는 고등학생도 있었습니다. 고3 수험생인 그 학생은 코로나가 나은 후에도 권태감과 집중력 저하로 학교에 가지도 못하고 공부도 못하는 상태가 계속되었습니다. 대학 입시를 앞두고 절망적인 심정이었지만, 우리 병원에서 상인두염 치료를 받고 난 뒤부터는 서서히 회복되어 갔습니다. 학교에도 다시 가고 지원한 대학에도 무사히 합격했습니다.

몸의 염증을 제거하면 사람들은 한결같이 건강해지고 표정도 밝아집니다. '기껏해야 염증'이라고 생각하고 방치하면 큰일이 되는 것이지요.

이번에는 자연계를 살펴보도록 하겠습니다.

저와 친한 사람 중에는 요시다 도시미치라는 농업을 하는 분이 있습니다. 요시다 씨는 나가사키 현 사세보 시에서 유기농업을 하는데 이렇게 말합니다.

"'벌레 먹은 채소는 농약을 안 쓴 것이고 질 좋은 채소'라고 오해하는 사람이 많지만, 건강한 채소에는 원래 벌레가 붙지 않습니다. 건강한 채소는 애당초 벌레가 오게끔 하지 않거든요."

충격적이지요. 하지만 이건 인간의 몸에도 마찬가지 아닐까요?

몸이 약하거나 면역력이 떨어질 때는 병에 걸리기 쉽습니다. 예를 들어 지금 코로나 때문에 대상포진이 증가하고 있습니다. 대상포진은 피부 질환으로 발병하면 피부에 강한 통증과 가려움증을 동반한 발진이 생깁니다.

대상포진 바이러스는 평소 체내에 잠복해 있지만 건강할 때는 아무것도 하지 않고, 면역력이 떨어졌을 때 나타납니다. 그래서 원래 체력이 없는 노인들에게 많은 병이었는데, 코로나가 확산되자 젊은 층에도 대상포진이 늘었습니다.

인간도 채소도 약해져 있으면 질병을 불러들입니다. 본래 건강한 몸이나 건강한 채소에는 약(농약)이 필요하지 않습니다.

염증은 목에만 생기지 않습니다. 체내의 모든 곳에 '숨은 염증'이

도사리고 있을 가능성이 있습니다. 이 불씨에 불이 붙으면 체력을 빼앗기고 에너지가 부족하게 되어 질병을 점점 불러들이게 됩니다.

골치 아프게도 염증은 온몸으로 '불똥'이 튈 수 있습니다. 다시 말해 원래 염증이 없었던 곳까지 염증의 서식지가 된다는 말이지요.

염증은 건강했던 장기를 병들게 하고 병이 있던 곳을 더욱 악화시키는 나쁜 짓을 합니다.

실제로 제 클리닉에는 류머티즘성 관절염 환자들도 많이 방문합니다. 저는 수백 명의 환자를 진찰하면서 류머티즘 환자에게는 '구취가 심한' 증상이 있음을 알아차렸습니다. 그렇습니다. 입안에 염증이 있는 환자의 대부분이 류머티즘성 증상을 보였습니다. 즉, 입의 염증이 온몸 곳곳의 관절로 옮겨져 통증을 일으킨 것이지요.

그 후 저는 병소질환(몸의 일부에 생긴 염증이 불똥이 튀면서 몸의 다른 부위에 질병을 일으키는 것)의 중요성을 깨닫고 환자들에게 입안을 청결하게 유지하도록 지도하게 되었습니다.

이제는 '숨은 염증'이 생활습관병과 암, 심장·뇌혈관질환 등 온갖 질병을 일으킨다고 알려져 있습니다. 이제 세계적으로도 주목을 받아 '숨은 염증'에 대한 다양한 연구가 진행되고 있지요.

또 만성 염증은 질병뿐만 아니라 몸의 노화 현상과 크게 관련이 있습니다.

실제 나이보다 젊어 보이는 사람.

실제보다 더 늙어 보이는 사람.

이런 식으로 나이가 들수록 늙는 정도에 개인차가 생깁니다.

이 차이도 염증이 만듭니다.

염증이 많을수록 피부가 처지고 주름과 기미도 늘어나기 때문에 실제 나이보다 위로 보일 수 있습니다.

즉, 체내에 만성 염증이 적은 사람일수록 겉모습도 몸도 젊게 유지할 수 있다는 말이지요.

'언제까지나 젊고 건강하고 싶은' 것은 모든 사람의 소망일 것입니다.

젊고 면역력이 강한 몸을 만들려면 무엇보다 '염증 제로' 상태를 목표로 하는 것이 중요합니다.

이 책에서는 음식과 호흡, 운동, 잠자는 법 등 일상생활에서 마

음만 먹으면 실행할 수 있는 방법으로 염증을 없애고 예방하고자
합니다.

약이 필요 없는 몸이 되기 위해 할 수 있는 것부터 하나씩 차츰
늘려서 습관을 만들어봅시다.

의사 이마이 가즈아키

차례

제 1 장 ───────
만성 염증이
노화와 병을 만든다

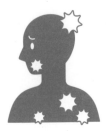

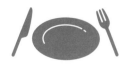

제 2 장 ————
음식으로 염증 제로

제 3 장 ─────────
호흡으로 염증 제로

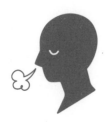

제 4 장
운동으로 염증 제로

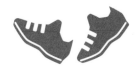

제 5 장
수면으로 염증 제로

제 6 장 ────────────
멘탈 강화로 염증 제로

제 1 장

만성 염증이
노화와 병을 만든다

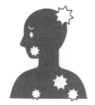

노화와 병은 염증이 만든다

염증이라고 하면 어떤 상태가 떠오르시나요?

일반적으로 '감기에 걸려 목이 부어서 침을 삼킬 때 아프거나' '벌에 쏘인 곳이 빨갛게 부어오르고 욱신욱신 쑤시는' 증상이 떠오를 것입니다.

이런 증상은 당시에는 괴롭지만 대부분 일시적이어서 시간이 지나면 서서히 가라앉고 원상태로 돌아오지요.

그런데 개중에는 우리 몸의 같은 부위에서 염증이 오래 지속되는 경우가 있습니다. 이처럼 '오래 가는 염증'은 다양한 질병과 관련이 있다고 밝혀졌습니다.

염증이 오래가면 세포와 혈관이 손상되고 악화해 질병이 발생합

28

니다. 오래 계속되는 염증은 우리 몸 어디서나 생길 수 있고 다양한 질병의 원인으로 작용하지요.

예를 들어, 암, 심근경색, 뇌경색, 치매, 당뇨병 등 생활습관병과 간염, 천식, 류머티즘성 관절염, 궤양성 대장염, 아토피 피부염, 우울증 같은 질환은 만성 염증에 기인한다고 볼 수 있습니다.

또 만성 염증은 노화와도 관련이 있습니다. '요즘 좀 늙었나 봐'라는 느낌이 든다면 몸에 염증이 생겼다는 신호일 수 있습니다. 염증이 계속되어 피부세포가 손상되면 기미와 주름이 생기거나 피부가 처지기 시작합니다. 두피에 지속적으로 염증이 발생하면 탈모와 흰머리가 생길 수도 있지요. '나이가 들어서 어쩔 수 없는' 증상인 줄만 알았는데 사실은 염증으로 노화가 가속되어 생긴 것일 수 있다는 말입니다.

그림 1 만성 염증과 질병의 관계

만성 염증은 **노화와 질병의 원인**이다!

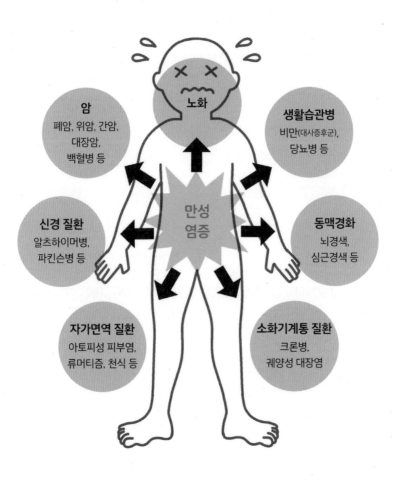

금방 낫는 염증과 몸을 계속 괴롭히는 염증

감기에 걸려 목이 아프거나 벌레에 물려서 붓는 등 일시적으로 발생하는 염증을 급성 염증이라고 합니다. 감기로 열이 나는 것도, 발목을 삐어서 환부가 붓고 아픈 것도 급성 염증 증상의 일종이지요.

이런 급성 염증은 대표적으로 네 가지 증상이 나타납니다. 환부가 '붉게 변하고' '부어오르며' '열이 나고' '통증이 있는' 것입니다. 이것들을 염증의 네 가지 징후라고 합니다. 벌에 쏘이면 빨갛게 붓고 열이 나서 욱신욱신 쑤시는데, 이것이 바로 염증의 네 가지 징후가 나타난 것이지요.

✸ 몸을 지키기 위한 급성 염증

왜 이런 염증 증상이 생길까요? 그것은 바로 우리 몸에 침입한 세균이나 바이러스, 독소 같은 이물질을 퇴치하고 손상된 세포를 복원하기 위해서입니다.

벌에 쏘였을 때를 예로 들어보지요.

벌에 쏘이면 벌침을 통해 피부에 독이 주입됩니다. 이런 자극을
받으면 혈관이 확장되고 혈류가 증가하거나 혈관 벽의 투과성이
높아집니다. 독소 제거에 필요한 면역세포(백혈구 등)와 상처 치료에
필요한 물질(혈장, 단백질 등)이 혈액을 타고 환부로 운반되기 때문입
니다. 이로 인해 벌에 쏘인 부위에 피가 고이고 운반된 세포와 물
질이 쌓여 상처 주변이 붉게 변하면서 열이 나거나 부어오릅니다.

또 염증이 생기면 통증을 유발하는 물질이 생성되어 상처가 아픕
니다. 통증과 부기는 우리 몸이 곤경에 처해 있음을 알리는 신호
이기도 하지요.

이렇게 염증은 몸을 보호하기 위해 노력하는 정상적인 면역 반응
입니다. 따라서 손상된 세포가 나으면 염증도 가라앉습니다. 감기
증상이나 벌레에 물려서 생긴 부기도 일정 시간이 지나면 자연스
럽게 원래대로 돌아옵니다.

✸ 계속되는 '만성 염증'이 병을 일으킨다

그런데 **염증을 일으키는 물질을 제거하지 못해서 시간이 지나도 염증이 가라앉지 않고 오래 질질 끄는 일이 있습니다.** 이처럼 장기간 계속되는 염증을 **만성 염증**이라고 합니다. 이것이 바로 이 책에서 다루고자 하는 주제이지요.

원래는 몸을 보호하기 위해 염증이 발생하지만, 오래 지속되면 세포의 회복이 이를 따라가지 못하고, 신체 기능이 저하하거나 제 역할을 하지 못하게 됩니다.

만성 염증을 동반한 질환 중 하나가 '들어가며'에서도 소개한 치주 질환입니다.

치주 질환은 입안의 치주 질환 세균 때문에 발생하는 감염증입니다. 치주 질환 세균이 점차 증식하면 잇몸에 서서히 염증이 생깁니다. 초기에 염증이 가라앉을 수도 있지만 잇몸 염증이 지속되어 만성화하는 경우도 많고, 그 상태를 방치하면 치아를 지탱하는 뼈까지 염증이 퍼집니다. 결과적으로 뼈가 녹고 치아가 흔들리거나 최악의 경우 치아를 뽑아야 할 수도 있습니다.

✸ 코로나 후유증도 만성 염증이 원인이라고?

만성 염증은 급성 염증이 계기가 되어 시작되기도 합니다.

감기에 걸려서 목에 급성 염증이 생겼을 때 감기가 나으면 목의 염증은 가라앉습니다. 하지만 흡연이나 음주, 대기 오염 등으로 인해 목에 급성 염증이 반복적으로 생기면, 염증이 계속 자극받으면서 만성 상인두염이나 만성 편도염이 생깁니다.

같은 부위에 여러 번 이물질에 의한 자극이 가해져 여러 번 염증을 생기면서 그 염증이 만성화되는 것입니다.

사실 **코로나 후유증도 만성 염증과 관련이 있다**고 보입니다.

보통은 코로나바이러스에 감염되어 급성 염증이 생기고 면역세포가 바이러스를 퇴치하면 염증이 가라앉고 몸이 회복됩니다. 그런데 어떤 이유로 염증이 만성화가 되어서 바이러스는 검출이 되지 않지만 여전히 몸 상태가 좋지 않은 것이지요.

제 클리닉에도 코로나 후유증으로 보이는 증상으로 환자들이 많이 방문합니다. 나른함, 숨이 참, 브레인포그(머리에 안개가 낀 것처럼 흐릿해져 집중이 안 되고 평소에 없었던 건망증 등의 증상이 생기는 상태), 미열, 후각과 미각의 이상, 우울증 등 저마다 다양한 증상이 나타납니다.

그밖에 아토피 피부염이나 알레르기 질환, 류머티즘성 관절염 등 '자가면역질환'이라고 불리는 질병도 만성 염증이 원인입니다.

본래는 몸을 지켜주는 면역 기능이 자신의 몸을 공격해 오랜 기간 염증이 계속되어 발병합니다.

만성 염증은 '조용한 살인자'

이 장 첫머리에도 언급했듯이 만성 염증으로 인해 생기는 질병은 다양합니다.

마치 '불꽃'처럼 급속히 타올랐다가 확 꺼지는 것이 급성 염증이라고 하면, 만성 염증은 작은 불씨와 같지요. 불씨가 살아나 서서히 번지는 것처럼 우리 몸을 갉아 먹다가 마지막에는 큰 병을 일으킵니다.

만성 염증으로 인한 질병의 무서운 점은 급성 염증처럼 강한 증상이 없다는 것입니다.

그래서 왠지 모르게 몸 상태가 좋지 않다고 느낄 수는 있어도 대부분은 자각하지 못하지요.

자각증상이 없이 같은 곳에 염증이 계속되어 어느 순간 세포가 손상되고 장기와 혈관의 기능이 저하되고 나서야 병에 걸린 것을 깨닫습니다.

앞서 예를 든 치주 질환도 가끔 피가 나거나 욱신거리기도 하지만 대부분 초기에는 별 증상이 없습니다. 치주 질환이 상당히 진행되고 치아가 흔들려야만 알아차리는 사람이 대다수입니다.

그 밖에 다음에 살펴볼 질병도 만성 염증이 원인인 것으로, 본인이 느끼지 못하는 상태에서 진행되어 생명을 위협하는 질병으로 발전할 가능성이 큽니다.

그 때문에 만성 염증은 '조용한 살인자'라고도 불립니다.

✽ 간염이 간경변증·간암으로 발전한다

간의 염증이 6개월 이상 지속되는 상태를 '만성 간염'이라고 합니다. 만성 간염의 가장 큰 원인으로 간염 바이러스를 들 수 있습니다. B형이나 C형 간염 바이러스에 감염되면 일시적인 염증(급성 간염)이 생겼다가 치유되는데, 개중에는 염증이 낫지 않고 오래 가다가 만성 염증이 되기도 합니다.

이 밖에 알코올, 건강하지 못한 식생활, 운동 부족 등 생활 습관이 원인이 될 수 있습니다.

간에서 만성적인 염증이 일어나면, 간 세포가 망가졌다가 → 회복되고 → 다시 망가졌다가 → 회복되는 파괴와 재생이 반복됩니다. 그러면 세포가 정상적으로 복구되지 않고 섬유 성분이 축적되면서 '섬유화'가 일어납니다.

그 결과, 간 조직이 유연함을 잃고 굳어지면서 간 기능이 저하됩니다.

이것이 바로 간경변증입니다. **간경변증이 되면 간암에 걸릴 확률이 높아진다고 밝혀졌습니다.**

✴ 만성 위염이 위암으로 발전한다

주로 헬리코박터균(헬리코박터 파일로리) 감염 때문에 일어나는 만성 위염은 말 그대로 만성 염증에 따른 질병 중 하나입니다.

대부분 헬리코박터균은 어릴 때 감염된다고 알려져 있는데, 그 균에 감염된 사람 중 상당수가 위염이 생깁니다. 하지만 대부분 증상을 느끼지 못하지요.

위염이라고 하면 위가 따끔거리거나 속이 쓰리거나 구역질이 나는 증상을 떠올리는데, 그것은 폭음과 폭식, 알코올 과다 섭취 등으로 일어나는 급성 위염(급성 염증)입니다.

헬리코박터균 때문에 일어나는 만성 위염은 체하거나 메스꺼움 등의 증상이 나타날 수 있지만, 증상이 강하지 않고 아예 증상이 없는 사람도 있습니다.

자각증상이 없어서 만성 위염을 치료하지 않으면, 만성 간염과 마찬가지로 위의 표면인 점막이 얇아지고 위축되는 '위축성 위염'이 될 수 있습니다. **위축성 위염이 진행되어 결국 위암에 걸리기도 합니다.**

✱ 동맥경화가 심근경색·뇌경색으로 발전한다

동맥경화는 탄력 있고 유연한 혈관이 딱딱해지고 약해지는 질병입니다. 호스를 새로 사면 부드럽고 탄력이 있지만 오래 사용하면 딱딱해져 찢어지는 것과 같습니다.

과거에는 혈관 속에 과도한 지방이 쌓이는 것을 원인으로 생각했지만, 최근에는 만성 염증이 동맥경화 발병 또는 악화와 관련이 있다는 사실을 알게 되었습니다.

내장지방형 비만 등으로 혈관에 만성 염증이 생기면 혈관 벽이 손상되어 거기에 콜레스테롤이 침입합니다. 그러면 이를 제거하기 위해 백혈구들이 모여서 콜레스테롤을 해치우지요.

그 결과 콜레스테롤을 먹고 죽은 백혈구의 사체와 남은 콜레스

테롤이 쌓여 혈관 벽에 혹(플라크)이 생깁니다. 이때 혈관 섬유화도 일어나 혈관이 딱딱해지면서 탄력을 잃습니다.

만성 염증이 계속되면 혈관에 생긴 혹이 커지고 동맥경화가 진행됩니다. 결국 플라크가 터지면 그 상처를 치유하기 위해 혈액 덩어리가 생기는데, 그것이 혈전이 되어 혈관을 막아버립니다. 이 상태가 심장에 생기면 심근경색이고 뇌에서 생기면 뇌경색이 됩니다.

이제 만성 염증이 아무도 모르게 생명에 지장이 있는 질병을 일으킬 수 있다는 것을 이해하셨지요.

만성 염증은 몸의 기능을 저하시키므로 곧바로 병에 걸리지 않아도 몸 상태를 악화시키는 원인이 됩니다.

병원에서는 '아무 이상이 없다'고 하지만 본인은 '왠지 몸이 좀 안 좋은데?'라고 느낀다면, 여러분의 몸에 만성 염증이 자리 잡은 상태일 수도 있습니다.

온몸 구석구석에
병을 옮기는 만성 염증

또 하나, **만성 염증의 무서운 점은 염증이 불똥이 튀듯이 또 다른 질병을 일으키는 것입니다.**

염증이 생기면 '사이토카인'이라는 염증 물질이 생성됩니다. 이 물질은 우리 몸에 이물질이 침입했음을 알리며 염증을 일으키는 작용을 합니다. 면역 기능에 필요한 물질이지만 염증이 오래가면 과다 생성되어 염증을 더욱 촉진합니다.

게다가 사이토카인은 염증으로 손상된 혈관에 파고들어 온몸에 다양한 질병을 일으키기도 합니다.

★ 나쁜 치아 상태가 당뇨병과 치매 등 무서운 병을 일으킨다

알기 쉬운 예가 치주 질환입니다.

치주 질환 세균에 감염되어 만성 염증이 생기고 치주 질환에 걸리

**면, 염증 물질이 혈액을 타고 온몸으로 퍼져서, 여러 가지 질병을 일으
킨다고 알려져 있습니다.** 그중 하나가 '들어가며'에서도 소개한 류
머티즘성 관절염이며 그 밖에도 당뇨병이 유명하지요.

사이토카인은 혈당을 낮추어주는 인슐린이라는 호르몬의 기능
을 약화시킵니다. 따라서 혈당이 쉽게 올라가게 됩니다.

반면 당뇨병 환자가 치주 질환을 치료하면 혈당 조절이 잘 된다
는 연구 보고도 많이 있습니다.

또 치매도 치주 질환과 관련이 있는 질병입니다.

알츠하이머병은 뇌에 아밀로이드 베타라는 단백질이 축적되면
서 발생하는 뇌 질환으로 알려져 있습니다. 놀랍게도 치주 질환으
로 입안에 늘어난 사이토카인이 뇌로 옮겨가면 아밀로이드 베타
가 뇌에 증가한다고 합니다.

쥐를 이용한 일본 규슈대학 실험에 따르면, **인간의 40~60대에
해당하는 쥐에게 3주간 치주 질환 세균을 투여했더니, 뇌 속 아밀로
이드 베타가 10배로 늘어나 기억력이 떨어졌다고 합니다.**

이 밖에 치주 질환의 만성 염증이 여기저기 튀면서 위험이 커지
는 질병으로는 동맥경화와 뇌경색, 심근경색, 폐렴을 들 수 있습니

다. 모두 만성 염증으로 인해 생기는 병입니다.

입안에서 생긴 만성 염증이 몸의 곳곳에 퍼져 지금 가장 두려워하는 질병의 원인이 된다는 사실을 잘 알 수 있지요.

지금까지 만성 염증으로 일어나는 질병을 다루었는데 이것들은 일부 사례일 뿐입니다. 만성 염증은 모든 내장과 기관, 몸 곳곳에 생길 수 있습니다.

또한 염증이 전신에 퍼지면서 몸의 기능을 점점 저하시킵니다.

만성 염증과 절친인
눌어붙음, 녹, 비만

만성 염증의 원인은 우리 일상 곳곳에 존재합니다. 감기에 걸렸을 때 나타나는 인후통, 치주 질환, 위염 등과 같이 세균이나 바이러스가 원인이 될 수도 있고, 벌레의 독소, 배기가스가 원인이 될 수도 있습니다.

만성 염증을 일으키는 것은 외부에서 들어온 이물질과 독소뿐만이 아닙니다. 체내에서 생성되는 물질이 원인이 되기도 합니다. 그것이 바로 '몸의 눌어붙음'으로도 불리는 최종당화산물(AGE)과 '몸의 녹'으로 불리는 활성산소입니다.

✸ '몸의 눌어붙음'이 노화의 원인으로 작용한다

최종당화산물은 말 그대로 당화로 인해 생성되는 물질입니다. 당화란 당과 단백질이 결합되어 변성하는 것을 말합니다.

알기 쉬운 예를 들자면, 핫케이크를 구웠을 때 노릇노릇하게 색깔이 변하는 것을 떠올려봅시다. 이것은 음식의 당화입니다. 핫케이크에 들어 있는 우유와 달걀의 단백질, 설탕이 결합되어 변성된 것이지요. 여기에는 갈색의 최종당화산물이 많이 포함되어 있습니다. 그래서 당화를 '몸속이 눌어붙는 현상'이라고도 합니다. 생각만 해도 몸에 해로울 것 같지 않은가요?

실제로 **당화로 발생하는 최종당화산물은 몸을 노화시키는 유해 물질로도 알려져 있습니다.** 알기 쉬운 예로 칙칙한 피부를 들 수 있지요. 그것은 '피부가 눌은 것'입니다. '젊었을 때보다 피부 톤이 어두워진 것'은 그 때문입니다. 피부색이 어둡고 칙칙해지는 것은 피부 세포에서 당화가 일어나 갈색의 최종당화산물이 만들어졌기 때문으로 보입니다.

또 피부 콜라겐에 당화가 일어나면 콜라겐이 변성되어 피부가 탄력을 잃고 주름이 생기거나 처집니다.

당화로 발생하는 최종당화산물은 세포를 손상시킵니다. 세포가 손상되면 방어 반응으로 염증이 생깁니다. 그것이 일상화되면 만성 염증으로 발전하는 것이지요.

사람의 몸은 단백질로 이루어져 있으므로 몸 곳곳이 '눌어붙을' 가능성이 있습니다. 혈중에 당화가 일어나 최종당화산물이 축적되면 혈관에 만성 염증이 생기고 동맥경화를 일으킬 수 있습니다.

체내에 눌어붙은 곳이 늘어나지 않게 하려면 당질을 과다하게 섭취하지 않아야 합니다. 혈중에 여분의 당이 증가하면 당화가 진행되어 몸속에 눌어붙은 곳이 점점 늘어납니다. **혈당을 급격히 올리지 않도록 하는 것은 노화 방지에도 중요합니다.**

✸ '몸의 녹'도 염증을 늘린다

최종당화산물을 '몸의 눌어붙음'이라고 표현했는데, 활성산소는 흔히 '몸의 녹'이라고 불립니다.

활성산소는 호흡으로 흡수된 산소에서 만들어지는 물질로, 원래는 세균과 바이러스를 물리치는 작용을 합니다. 즉, 면역 기능에 필수적인 요소이지요. 그런데 어떤 원인으로 활성산소가 지나치게 늘어나면 정상적인 세포까지 공격해 손상을 입힙니다. 그 결과 만성 염증이 생길 수도 있고, 염증이 오래가면 활성산소가 늘어나기 때문에 더욱 염증을 만들어내는 악순환에 빠집니다.

원래 몸에는 과도하게 생성된 활성산소를 제거하는 항산화력이 갖추어져 있지만, 나이가 들면서 그 기능이 저하되기 때문에 주의해야 합니다.

활성산소가 증가하는 원인으로는 스트레스와 자외선 등을 꼽을 수 있습니다.

✸ 비만이 염증을 일으키고 염증이 비만을 일으키는 악순환

비만도 만성 염증을 일으키는 요소 중 하나입니다.

지방세포는 지방을 축적하는 역할을 하는데 그 용량에는 한계가 있습니다. 비만이 되어 지방세포의 축적 용량을 초과하면 세포가 파괴되고 백혈구가 활성화됩니다.

또한 비만이 되면 염증을 억제하는 물질이 감소해서 잘 분비되지 않는다고 합니다. 결과적으로 비만이 지방 조직에서 만성 염증을 일으키는 원인으로 작용하는 셈이지요.

그리고 염증으로 인해 생성되는 사이토카인 같은 염증 물질은 인슐린의 효과를 떨어뜨립니다. 인슐린은 혈당을 낮추는 호르몬이며 호르몬 작용이 둔화되면 당연히 당뇨병에 걸리기 쉽습니다.

게다가 인슐린의 효능이 떨어지면 혈당을 낮추기 위해 인슐린

이 많이 분비되는데 이것이 또 비만을 일으킵니다. 인슐린은 지방을 합성하는 효소를 활성화하는 작용도 하기 때문이지요.

즉, **살이 쪄서 만성 염증이 되면 더욱 살이 찌기 쉬워진다는 악순환에 빠진다는 말입니다.**

정리해보면, 체내의 눌어붙음(최종당화산물)과 녹(활성산소), 비만은 만성 염증의 근원입니다. 몸 곳곳에 만성 염증이 생기면, 왠지 모르게 몸 상태가 좋지 않거나 노화가 일어나고 종국에는 심각한 질병으로 이어질 수도 있습니다.

건강하고 젊게 살려면 바이러스와 세균 감염을 예방하는 것도 중요하지만, **일상생활에서 만성 염증을 유발하는 눌어붙음, 녹, 비만을 예방하고 개선하는 것이 더욱 중요합니다.**

젊게 사는 사람에게는 염증이 적다

만성 염증은 노화와도 크게 관련이 있습니다.

예를 들어, **사람을 나이 들어 보이게 하는 주름이나 피부 처짐, 기미도 만성 염증의 영향을 받아 생깁니다.**

피부에 염증을 일으키는 원인 중 하나가 자외선입니다. 강한 자외선을 쐬면 피부가 붉어지고 따끔거립니다. 이것이 자외선 때문에 피부 표면에서 일어나는 급성 염증이지요. 이때 사실은 피부 깊은 곳에서도 약한 염증이 일어납니다.

그 만성 염증이 표피 안쪽에 있는 멜라노사이트를 항상 자극하기 때문에 기미가 생깁니다. 또한 자외선이 표피의 진피에까지 닿으면 진피에 만성 염증이 생기고 피부 탄력을 유지해주는 콜라겐과 엘라스틴이라는 섬유 형태의 단백질이 파괴됩니다. 그러면 피부가 늘어지고 주름이 늘어나지요.

이 밖에 체내에서 늘어난 최종당화산물과 활성산소도 피부 만성 염증의 원인으로 작용합니다.

만성 염증과 피부 노화의 관계에는 화장품 회사들도 주목해 연구를 진행하고 있습니다. 최근에는 염증을 억제하는 '항염증' 상품도 등장하고 있고, 염증의 원인이 되는 당화와 산화에 주목한 '항당화' '항산화' 화장품도 늘고 있습니다.

✴ 염증이 있으면 쉽게 아프고 피곤해 보인다

염증은 외형에도 영향을 미칩니다. 이와 연관된 재미있는 실험을 소개하겠습니다. 사람은 다른 사람의 얼굴을 보면 직감적으로 '병자(몸속에 만성 염증이 있다)인지 아닌지'를 알아볼 수 있다는 흥미로운 연구 결과가 나왔습니다.

2018년, 영국 왕립학회(왕립과학아카데미)에 실린 논문에 따르면, 실험적으로 염증반응을 일으킨(인터류킨6의 수치가 높은) 16명의 합성 사진과 건강한 16명의 합성 사진을 비교했을 때, 그 사진을 본 사람 중 81%가 누가 병자(염증반응이 있는 사람)인지 식별해냈습니다. 이 실험을 통해 **염증이 있으면 '질병과 피로감'이 있는 인상을 준다**는 사실이 밝혀졌습니다.

✹ 염증이 다리와 허리 근육을 약화시킨다

그런데 노화가 신경 쓰이는 것은 겉모습뿐만이 아닙니다. 나이가 들면 '다리와 허리'가 점점 약해집니다. 나이가 들수록 계단을 오르내리기 힘들고 걸음걸이가 느려지면서 근력이 떨어졌다는 느낌을 받는데, 이것도 만성 염증과 무관하지 않습니다.

나이가 들면서 서서히 근육이 줄어들고 신체 기능이 저하되는 것을 사르코페니아(근감소증)라고 하는데, 만성 염증이 원인 중 하나로 여겨집니다. 몸에 만성 염증이 생겨서 나타난 염증성 물질(사이토카인)이 근육의 분해를 촉진시키기 때문입니다.

몸 곳곳에 만성 염증이 생기면 그만큼 노화가 빠르게 진행됩니다. 질병으로 진단받지 않았어도 노화 속도가 빠르면 몸의 기능이 급속히 떨어집니다.

뒤집어 말하자면, **나이가 들어도 젊게 오래 사는 사람은 만성 염증이 적다**고 할 수 있습니다.

✹ 백 세가 되어도 건강한 사람은 염증이 적다

일본에서는 백 세 이상 장수하는 사람을 '센테나리안', 또는 '백세인'이라고 부릅니다. 그들은 만성 염증이 적은 것으로 알려져 있습니다. **백세인은 만성 염증의 정도를 파악할 수 있는 '고감도**

CRP' 수치가 대단히 낮습니다.

CRP 수치는 종합건강검진이나 건강검진 혈액검사로 파악할 수 있습니다. 이 수치가 높으면 몸에 염증이 생겼다는 뜻이지요. 하지만 일반건강검진에서 하는 CRP 검사로는 '불씨' 수준의 약한 만성 염증은 잡아낼 수가 없습니다. 그러나 첨단 기술의 발전으로 약한 염증도 파악할 수 있게 되었는데, 이것이 바로 고감도 CRP 검사입니다.

몸에 염증이 전혀 없다면 고감도 CRP 수치는 '0.00mg/dl'입니다.

하지만 나이가 들면서 이 수치는 서서히 상승하는 경향을 보입니다. 나이가 듦에 따라 노화된 세포가 체내에 쌓이면서 만성 염증이 생기기 때문이지요.

여기서 재미있는 연구 자료를 살펴봅시다.

백세인들은 CRP 수치가 '0.03mg/dl' 정도라고 합니다.

일반적으로 0.3mg/dl 이하가 '정상(기준범위 내)'에 해당하므로, 0.03이라는 수치는 10분의 1밖에 되지 않은 상당히 낮은 수치라고 할 수 있습니다.

참고로 비만인 사람은 고감도 CRP 수치가 높습니다. 비만이 되면 만성 염증이 생긴다는 증거이지요.

고감도 CRP 수치는 건강진단검사를 하는 병원이나 클리닉에서 알 수 있습니다. 병에 걸리지 않은 경우에는 비보험이며 검사비도 제각각이므로 병원에 직접 문의해봐야 합니다.

나이가 들면서 몸 여기저기에 문제가 생기는 것을 단순히 '나이 탓'으로 여기는 사람이 많습니다. 물론 노화 현상은 누구에게나 일어납니다. 하지만 그 속도는 사람마다 크게 차이가 있습니다.

주변에서도 비슷한 나이이지만 어떤 사람은 젊고 활동적인 반면, 어떤 사람은 남의 도움이 없으면 활동하기 힘든 모습을 볼 수 있습니다. 이처럼 노화의 정도는 나이가 들수록 개개인의 격차가 벌어지는 경향이 있습니다.

노화의 중요한 원인으로 바로 '만성 염증'의 정도가 꼽힙니다.

건강 수명을 연장하고 가능한 한 젊고 건강하게 살고 싶은 사람에게 만성 염증을 예방하는 것은 선택이 아닌 필수입니다.

이제부터 식사와 운동, 수면 등 일상생활에서 바로 시작할 수 있는 '염증 제로' 방법을 소개하겠습니다. 전부 하지 못해도 괜찮습니다. 일단 자신이 할 수 있는 것부터 시작해봅시다.

제 2 장

음식으로
염증 제로

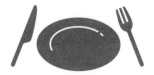

위의 80%만 먹는 습관으로 장수 유전자 ON

만성 염증을 예방하거나 개선하고 싶다면 과식은 금물입니다. 제 1장에서 설명했듯이 몸에 쌓인 지방이 만성 염증을 일으키기 때문입니다. 게다가 과식을 하면 '서투인 유전자'가 제대로 작용하지 않는다는 사실도 알려져 있습니다.

서투인 유전자는 일명 장수 유전자라고도 불리는데요. 인간의 세포는 분열을 반복하며 신진대사를 하는데 분열 횟수에는 한계가 있습니다. 서투인 유전자는 이 세포 분열의 횟수를 늘려 신진대사를 활발하게 함으로써 노화를 억제합니다.

반면 분열 횟수의 한계를 맞은 세포는 더 이상 신진대사를 하지 못해 노화 세포가 됩니다. 노화 세포가 축적되면 사이토카인과 같은 염증을 촉진하는 물질이 분비되면서 만성 염증이 생깁니다.

즉, 서투인 유전자로 노화 세포 축적을 억제할 수 있으니, 노화를 막고 만성 염증 예방에도 도움이 된다는 것입니다. 또 서투인 유전자는 만성 염증을 개선하는 데 직접적인 작용을 한다는 보고도 있습니다.

그런데 서투인 유전자는 평소에는 스위치가 꺼져 있어서 거의 작동하지 않습니다. **스위치를 켜려면 ① 칼로리를 과도하게 섭취하지 않고, ② 공복감을 느끼는 시간을 만들어야 합니다.**

그러려면 우선 매 끼니를 '위의 80%만 먹는 것'이 중요합니다. '한 숟가락 더 먹고 싶을 때'가 '숟가락을 내려놓을 때'인 것이지요. 빨리 먹는 것도 과식의 원인이므로 천천히 잘 씹어 먹도록 합시다.

또한 먹는 양을 시각화하는 것도 효과적입니다. 큰 접시에 담은 반찬을 젓가락 가는 대로 먹다 보면 먹는 양을 알 수 없어서 아무래도 과식하기 쉽습니다. 식사할 때는 음식을 1인분씩 담아서 먹는 것이 가장 좋습니다.

하루 중 12시간은
아무것도 먹지 않는다

여러분은 오늘 언제 식사를 하셨는지요? '별로 배가 고프지 않지만 점심시간이니까'라는 이유로 식사를 했다면, 사실은 여러분의 몸은 그렇게까지 음식을 원하지 않았을 수도 있습니다.

'배가 고프다'라고 느끼는 시간을 만드는 것이 중요하다고 앞에서 이야기했는데, 과식을 하지 않는 동시에 식사 시간의 간격을 길게 띄우는 것도 효과적입니다.

하루 중 12~16시간 동안 음식을 먹지 않는 시간을 만들면, 서투인 유전자가 활성화된다고 알려져 있습니다.

이것을 실천하려면 저녁 식사와 아침 식사의 간격을 가급적 길게 두는 것이 현실적일 것입니다.

예를 들어, 오후 7시에 저녁 식사를 마치고 다음 날 아침 7시에 아침 식사를 하면 12시간 동안 음식을 먹지 않은 셈이지요.

경우에 따라서는 식사 횟수를 줄일 수도 있습니다.

규칙적인 식사가 중요하다고 하지만, 하루 세끼를 고집한 나머지 배가 고프지도 않은데 식사를 하는 것은 오히려 몸에 부담이 됩니다.

식사하는 시각은 시간이 아니라 내 몸에 맞추는 것이 가장 좋습니다. 몸의 내적인 목소리에 귀를 기울이고 가능한 한 배고픔을 느낀 후 먹도록 의식해보면 어떨까요?

원래 저녁 먹을 시간이어도 '별로 배가 고프지 않다'면 채소 주스로 한 끼를 때워도 됩니다. 내 몸과 의논해가면서 식사 시간과 양을 조절하는 것은 자신의 '위의 80%가 어느 정도인지' 파악하는 데도 도움이 됩니다.

물론 식사량을 너무 줄여서 영양이 부족해지면 되레 몸에 부정적인 영향을 미칩니다. 고령자일수록 식사량에 신경을 써야 합니다. 밥이나 면, 빵 등의 주식(탄수화물)만 많이 먹지 않도록, 고기와 생선, 채소도 잘 섭취해 단백질, 비타민, 미네랄이 부족하지 않게끔 합시다.

한 번에 '30번 씹는다'

"밥을 먹을 때는 꼭꼭 씹어서 먹어라."

선생님이나 부모님에게 누구나 한 번쯤은 들어봤을 말인데요. 너무 많이 들어서 지겹다는 사람도 많겠지만, 사실은 이 '잔소리' 는 만성 염증을 예방하거나 개선하는 데 효과적이라는 사실을 알 고 있나요?

그 비밀은 침에 있습니다.

음식을 씹으면 뇌를 자극해 반사적으로 침이 분비됩니다. **침은 몸의 녹(활성산소)을 제거해줍니다.** 침에는 항산화 작용을 하는 글루 타치온 퍼옥시다아제라는 효소가 함유되어 있기 때문입니다.

또한 침에는 항바이러스와 항균 작용을 하는 물질도 들어 있 습니다. **다시 말해 우리 몸에 나쁜 균이 침입하지 않도록 막는 역할도 하는 것이지요.**

침이 충분히 분비되면 염증을 일으키는 균에 잘 감염되지 않습니다.

예를 들어, 치주 질환도 감염병의 일종으로 만성 염증을 동반하는데, 침에는 치주 질환의 원인인 치주 질환균의 증식을 억제하는 락토페린과 락토페르옥시다아제라는 성분이 들어 있습니다. 이 성분은 치주 질환균뿐만 아니라 여러 다양한 병원균에 대한 항균 작용과 항염증 작용을 합니다.

이렇게 건강에 긍정적인 영향을 미치는 침은 20대를 정점으로 서서히 분비량이 감소합니다. 아기는 늘 침을 많이 흘리지만, 나이가 들면 입안이 마르기 쉽지요. 침이 충분히 분비되고 있는 것은 건강하다는 증거입니다. **매번 식사할 때 '한입에 30번 씹는 것'을 기준으로 침이 분비되는 것을 의식해봅시다.**

잘 씹어 먹는 요령 중 하나는 한 입의 양을 적게 하는 것입니다. 입에 넣는 양이 많으면 잘 씹히지 않기 때문에 빨리 삼켜 버리기 쉽습니다. 씹는 횟수가 줄어들기 때문이지요. 한 입을 좀 적게 넣어서 꼭꼭 씹으며 음미하면서 먹어봅시다.

'부드러운 음식'이 비만을 부른다

염증을 잡아주는 침. 침을 충분히 분비시키려면 잘 씹어 먹는 것이 중요하지만, 식사 중에 씹는 횟수는 옛날보다 상당히 감소했습니다. 어떤 자료에 따르면 한 끼를 먹을 때 씹는 횟수는 13세기에는 2,654회였지만, 20세기 초에는 1,420회, 지금은 620회로 크게 줄었다고 합니다.

그 이유 중 하나가 먹는 음식의 종류 때문입니다. 현대의 식탁에는 카레, 함박스테이크, 감자샐러드, 파스타, 라면 등 부드럽고 별로 씹지 않아도 넘길 수 있는 음식이 늘어났습니다.

하지만 부드러운 음식만 먹으면 씹는 데 필요한 근육이 쇠퇴하면서 딱딱한 음식을 잘 먹을 수 없게 되고, 그러면 근육이 더욱 쇠퇴하는 악순환에 빠집니다.

그러므로 매일 식탁에 딱딱하고 꼭꼭 씹어야 하는 음식을 함께 올려놓읍시다.

예를 들어, 뿌리채소류나 견과류, 건어물 등이나, 다진 고기나 얇게 썬 고기보다 덩어리 고기, 면류보다 쌀(특히 현미)을 선택하면 좋습니다.

음식의 재료를 크게 자르거나 가열 시간을 짧게 하는 등 씹는 횟수를 늘릴 수 있는 조리 방법을 연구해봅시다. 또한 맛을 좀 싱겁게 하면 **사람들은 그 음식을 꼭꼭 씹어서 맛보게 되어 씹는 횟수를 늘릴 수 있습니다.**

잘 씹어서 천천히 먹으면 비만을 예방하는 효과도 있습니다. 사람들이 배부르다고 느끼는 것은 뇌의 배부른 중추를 자극하는 렙틴이라는 호르몬이 분비되면서부터인데, 이것은 식사를 시작하고 나서 약 20분 후입니다. 씹는 횟수가 적고 빨리 먹는 사람은 배부르다고 느끼기 전에 필요 이상의 양을 먹으니 살이 찌기 쉽지요.

일본 아이치현에 사는 남녀 4,742명을 대상으로 한 조사에서는, 먹는 속도가 빠를수록 비만도(BMI)가 높은 경향이 있으며, 더욱이 20세 때와 비교해 장래 비만도 높아진다는 결과가 나왔습니다. **비만을 예방하기 위해서라도 잘 씹어 먹는 것이 중요**하다는 것이 과학적으로 증명된 셈이지요.

밥은 마지막에 먹는다

'먹는 순서 다이어트' '채소 먼저'라는 말이 널리 퍼지고 그것을 실천하는 사람도 크게 늘었습니다. 이러한 식사법은 식이섬유가 많은 채소부터 먹기 때문에 탄수화물에 포함된 당질의 흡수를 억제하는 효과가 있습니다.

한편 최근 확산되고 있는 '고기 먼저' '단백질 먼저'라는 개념도 있습니다. 고기와 생선 등 단백질을 섭취하면 인크레틴이라는 호르몬이 분비되어, 위의 기능이 저하되고 당질 흡수가 느려진다고 합니다. 즉, '채소 먼저'와 '고기 먼저' 모두 혈당치가 급격히 상승하지 않게끔 해, 최종당화산물의 증가를 억제하고 인슐린이 과다 분비되어 지방이 쌓이는 것을 예방하는 효과를 기대할 수 있습니다.

그렇다면 결국 무엇이 더 좋을까요? 처음에 무엇을 먹느냐는 중요하지 않습니다. 가장 중요한 것은 '탄수화물을 나중에 섭취하는 것'입니다. **무엇을 먼저 먹을지 고민하지 말고 탄수화물을 마지막으로 먹는 습관을 들입시다.**

어떤 연구에서는 가장 처음에 채소만 먹는 것보다 채소와 함께 단백질과 지방을 섭취하는 것이 식후 혈당 상승을 억제하는 효과가 크다는 결과가 나왔습니다. 채소와 고기 중 어느 것을 먼저 먹을지는 너무 구애받지 않아도 괜찮습니다.

다만 그때 천천히 먹는 것이 중요합니다. 빨리 먹어버리면 모처럼 먹는 순서를 궁리해도 혈당이 급상승하기 쉽지요.

또 **처음에 먹는 채소도 당질이 적고 식이섬유가 많은 것이 가장 좋습니다.** 옥수수나 고구마류, 연근, 호박 등에는 당질이 많으니, 그보다는 양배추 등의 잎사귀, 토마토, 피망, 브로콜리 외에 버섯이나 해초 등을 선택하면 좋습니다.

간식은 꼭꼭 씹어야 하는 음식을 선택한다!

식사로 영양을 제대로 섭취한다면 간식은 먹지 않는 편이 건강에 좋습니다. 그렇다고는 하지만 출출해서 도저히 참을 수 없거나 일에 집중할 수 없을 때도 있기 마련입니다. 그럴 때는 **당분이 적고 턱을 제대로 사용하는 '꼭꼭 씹어야 하는 간식'을 추천합니다.**

사실 리듬감 있게 '꼭꼭 씹는 행위'는 쾌감을 느끼게 하면서 스트레스를 해소하는 효과가 있습니다. 씹는 행위와 같은 리듬 운동은 마음을 진정시켜 주는 '세로토닌'의 분비를 촉진하기 때문입니다.

하지만 과식은 금물입니다. 소량을 천천히 맛보면서 먹읍시다.

🌸 견과류 아몬드와 호두, 피스타치오 등 견과류에 함유된 지방을 불포화지방산이라고 하는데, 항염증 효과가 있어 간식으로 제격입니다. 식감이 딱딱해 씹는 횟수가 많아져서, 소량으로도 포만감을 얻을 수 있다는 장점이 있습니다. 염분과 유분을 과도하게

섭취하지 않도록 다른 첨가물 없이 그대로 구운 제품을 선택해야 합니다.

✸ 작은 생선　멸치 등 작은 생선은 견과류와 마찬가지로 불포화지방산이 함유되어 있고 씹히는 맛이 있어 간식으로 안성맞춤이지요. 또한 원재료를 하나도 버리지 않고 통째로 먹으니, 생선의 모든 영양을 골고루 섭취할 수 있습니다. 부족하기 쉬운 칼슘을 보충하는 데도 도움이 됩니다. 이것도 조미료를 첨가하지 않은 제품을 선택하는 것이 가장 좋습니다.

✸ 다시마　식이섬유와 칼슘이 풍부합니다. 특유의 끈적끈적한 성분과 색소 성분에 항산화 효과가 있다고 알려져 있습니다. 육수용 다시마를 잘게 썰어서 먹으면 좋고, 간식용으로 시판되는 상품에는 일반적으로 당분이 첨가되어 있으니 먹지 않는 것이 낫습니다. 또 다시마에는 요오드가 많이 포함되어 있기 때문에 갑상선 질환이 있는 사람에게는 추천하지 않습니다.

✸ 껌　입이 심심해서 그만 단 것에 손이 가게 된다면 간식으로 껌을 씹어봅시다. 스트레스 때문에 과식을 하는 사람에게도 추천합니다.

밀가루가 위장을
손상시킨다

평소 주식으로 많이 먹는 빵과 우동, 라면, 파스타 등의 면류는 우리 몸에 만성 염증을 일으키는 원인이 될 수 있습니다. 이것들의 공통점은 '밀가루가 주원료'라는 것입니다.

밀 외에도 보리와 호밀 등의 곡물에는 글루텐이라는 단백질이 들어 있습니다. 글루텐을 잘 소화하지 못하는 '글루텐 불내성'이 있는 사람이나 과민반응을 보이는 '글루텐 과민증'인 사람이 있는데, **이런 사람들이 글루텐을 계속 섭취하면 장에 만성 염증이 생길 수 있습니다.**

만성 염증이 생긴 장 내벽은 본래의 장벽 기능이 떨어져 독소를 쉽게 통과시킵니다. 이로 인해 만성 염증이 온몸으로 퍼질 위험도 있습니다.

그래서 '글루텐 프리' 식단을 시작하면 좋습니다. 글루텐을 포함한 식품을 가능한 한 먹지 않는 식사법으로 프로 테니스 선수

노박 조코비치가 실천하고 있는 것으로도 유명하지요.

그러나 밀은 간장과 된장 등에도 포함되어 있어 모든 글루텐을 배제하기란 사실상 불가능합니다. **우선 빵과 밀을 사용한 면류, 만두 등을 삼가고 밥을 주식으로 하는 식단을 하는 것부터 시작합시다.**

요즘은 쌀가루로 만든 빵과 곤약면, 글루텐 프리 파스타도 시판되고 있으니 이를 활용하는 것도 방법입니다. 메밀 100%로 만든 메밀국수와 오트밀에는 글루텐을 들어 있지 않아 마음껏 먹어도 됩니다. 케이크와 도넛, 쿠키 등 밀을 사용한 과자는 말할 것도 없이 피합시다.

글루텐 프리 생활을 시작한 사람 중 상당수가 장 상태가 개선되거나 식곤증이 없어지고 피부에 윤기가 나는 등 몸 상태가 좋아지는 경험을 합니다. 이것은 지금까지 글루텐 때문에 만성 염증이 일어나고 있었다는 말이기도 하지요. 우선 한 달을 목표로 글루텐을 자제하는 식생활을 시작해 몸 상태를 확인해봅시다.

우유가 건강에 좋다고만은 할 수 없다

학교급식의 단골 메뉴인 우유. 예전에는 우유를 배달해서 먹는 집을 심심치 않게 볼 수 있었을 만큼 누구나 매일같이 우유를 마셨습니다. 하지만 사실, **우유는 만성 염증을 일으키기 쉬운 식품입니다.**

주범은 우유에 들어 있는 카제인이라는 단백질인데요. 카제인은 소화가 잘 안 되고 소장에 머무는 시간이 길기 때문에 장에 부담을 주고 염증을 일으키는 것으로 봅니다. 따라서 앞에서 다룬 글루텐처럼 과다 섭취하면 장벽 기능이 저하되고 독소가 혈액 속으로 침투해 몸에 독소와 염증이 퍼질 수 있습니다.

이 때문에 해외를 중심으로 점점 더 많은 사람이 글루텐 프리처럼 '카제인 프리' 식생활을 하고 있지요. 우유 대신 두유와 아몬드 우유를 섭취하고, 카제인 프리 요구르트와 치즈, 아이스크림 등이 시판되고 있습니다.

하지만 우유를 비롯한 유제품을 섭취하지 않으면 칼슘이 부족해질까 봐 신경 쓰일 것입니다. 우유는 칼슘이 풍부할 뿐 아니라 다른 식품보다 흡수율이 높기 때문이지요. 별다른 조리 없이 마시기만 하면 되기 때문에 많은 사람이 칼슘을 보충하기 위해 우유를 마십니다.

하지만 걱정하지 않아도 됩니다. 칼슘은 우유 이외의 음식에서도 충분히 섭취할 수 있으니까요.

콩 제품, 작은 생선, 해조류, 녹황색 채소에도 칼슘이 풍부합니다. 예를 들어, 두부 반 모(150g)에는 180mg, 낫토 1팩(50g)에는 45mg, 분홍새우 1큰술에는 100mg, 소송채 1/4단(95g)에는 162mg의 칼슘이 들어 있습니다. 성인 남성의 하루 칼슘 권장량은 800mg, 성인 여성은 700mg이므로* 이런 식품을 조합해서 칼슘을 섭취하면 됩니다.

---

* 「2020 한국인 영양소 섭취기준」, 보건복지부.

장부터 건강해지는 뼈 수프

앞에서 밀가루와 우유가 장을 다치게 한다고 했는데, 최근 건강의 요체로 장이 주목받고 있습니다. 일본에서는 프랑스의 아담스키 박사가 주창한 '장활법'이 담긴 책이 베스트셀러가 되어 '장활(腸活)' 붐이 일기도 했지요. 여기서 '장활'이란 장의 기능을 원활하게 해 몸 전체의 면역력을 높이는 효과를 기대하는 것입니다.

장에 나쁜 음식이나 스트레스로 인해 장관 점막이 염증을 일으켜 새기 쉬워진 상태를 '새는 장 증후군'이라고 합니다. 영어로 'Leaky Gut Syndrome'이라고 하는데 여기서 'Leaky'는 액체가 샌다는 뜻으로 장(Gut)에서 액체가 새어 나오는 것을 말합니다.

손상된 장에서 염증을 유발하는 물질(세균, 바이러스, 단백질 등)이 새어 나와 전신에 염증이 발생하는 것입니다. 별것 아닌 것 같지만 몸 상태가 나른하거나 식욕 부진, 고혈압, 암 등을 일으킬 수 있으니 절대 과소평가해서는 안 됩니다.

그뿐만이 아닙니다. 스트레스성 복통이 있듯이, 장과 마음(뇌)은 서로 연결되어 있습니다. 따라서 '장은 제2의 뇌'라고 할 수 있는 중요한 기관이랍니다.

장을 최상의 상태로 유지하고 몸 상태를 정돈하도록 합시다.

장 상태를 개선하려면 음식도 중요합니다. 저는 여기서 '뼈 수프'를 추천합니다.

뼈 수프는 고기나 생선 뼈, 여기에 껍질도 포함해 통째로 육수를 낸 국물을 말합니다. 소, 돼지, 닭 외에 생선(멸치도 괜찮다), 새우, 게 등을 사용하지요.

평소 무심히 버리는 뼈와 껍질. 하지만 사실 그것은 아미노산, 칼슘, 콜라겐 등 비타민과 미네랄이 듬뿍 들어 있는 슈퍼 푸드인 것입니다.

뼈는 딱딱해서 먹기 힘들지만 국물로 만들면 영양소를 버리지 않고 감칠맛 성분까지 온전히 맛볼 수 있습니다.

소고기는 소꼬리(꼬리), 돼지고기는 족발, 닭고기는 닭날개 부분을 추천합니다. 생선은 머리째 사용합시다. 젤라틴을 많이 섭취할 수 있습니다. 겨울철에는 다양한 재료를 넣어 끓이는 탕 요리도 좋지요. 마지막에 밥을 넣고 졸여서 먹으면 장에 유익한 영양을 골고루 섭취할 수 있습니다.

먹자마자 단맛이 느껴지는 음식을 피한다

당질은 혈당을 높입니다. 그중에서도 **설탕은 체내에 쉽게 흡수되어 혈당을 빠르게 상승시키기 때문에 만성 염증의 주요 원인으로 꼽히지요.**

당질은 포도당, 과당 등의 '단당류'로 분해되고 흡수되는데, 설탕은 포도당과 과당이 결합된 '이당류'에 속하므로, 포도당 다음으로 쉽게 분해·흡수됩니다.

또 설탕의 무서운 점은 중독성이 강하다는 것입니다. 설탕을 너무 많이 섭취해서 혈당이 급격히 올라가면 혈당을 낮추기 위해 인슐린이 다량 분비됩니다.

그러면 갑자기 혈당이 떨어져 저혈당 상태가 되는데, 이번에는 몸이 혈당을 올리기 위해 당분을 원합니다. 배는 고프지 않은데 단 음식이 당겨서 단것을 먹으면 다시 혈당이 치솟는 악순환에 빠집니다. 결과적으로 '설탕 의존증' 상태가 됩니다. 이런 이유로 설탕을 '소프트 드러그(soft drug)'이라고도 하지요.

설탕 말고 감미료는 문제가 없을까요? 그렇지 않습니다.

예를 들어, 과당(플루쿠토스)은 포도당이 포함되어 있지 않기 때문에 혈당을 빠르게 올리진 않지만, 설탕보다 살이 찌기 쉽고 중성지방과 내장지방을 늘립니다. 과당은 과일이나 꿀 외에 청량음료, 과자 등 가공식품에 첨가물로 많이 사용되니 주의하세요.

그렇다면 가공식품에 사용되는 인공감미료는 어떨까요? 포도당이 들어 있지 않아서 혈당을 상승시키지 않습니다. 하지만 당뇨병이 생길 위험을 높인다는 연구 결과가 나왔고 '몸의 녹'은 설탕보다 더 빨리 만든다고 합니다.

설탕·과당·인공감미료와 같이 맛보자마자 '달콤함'이 느껴지는 음식을 과도하게 섭취하는 것은 금물입니다. 물론 아예 안 먹을 수는 없겠지만, **단 음료나 음식을 가급적 피하고, 메뉴와 조리법을 연구해서 요리에 사용되는 양을 줄여 과도하게 섭취하지 않도록** 주의하는 것이 중요합니다.

염증 제로 습관

11 과일을 지나치게 많이 먹지 않는다

단맛이 나는 가공품은 안 되지만 자연의 산물인 과일은 몸에 좋다고 생각해서 마음껏 먹고 있지 않나요? 과일은 과당을 많이 함유하고 있습니다. 앞서 설명했듯이 과당을 많이 섭취하면, 중성지방과 내장지방을 증가시키므로 과일을 많이 먹는 것은 생각해볼 문제입니다.

과일은 비타민 C가 풍부하고 몸에 좋다는 관념이 있지요. 물론 가공식품에서 과당을 섭취하는 것과 달리 과일에서 섭취할 경우, 비타민과 미네랄 등의 영양소와 식이섬유를 함께 섭취할 수 있다는 장점도 있습니다. 식이섬유는 혈당 상승을 완화하는 작용을 하지만, 한편으로는 과당이 함유되어 있어서 많이 먹으면 살이 찌게 됩니다. 또 혈당을 급격히 올리지는 않지만 섭취한 과당의 일부는 간에서 포도당과 중성지방으로 전환되므로, 과당을 많이 섭취하면 결국 혈당을 올리게 됩니다.

과일을 먹으면 안 된다는 말은 아니지만 몸에 좋으니까 얼마든지 먹어도 된다는 것은 큰 오해입니다. 과식은 하지 말아야 합니다.

한국영양학회에서 발표한 우리나라 과일 섭취 권장량은 200~600g입니다. 반면, 2016년에 조사된 국민건강영양조사결과를 보면 우리나라 국민(1세 이상)의 과일류 섭취량은 191g으로 권장량에도 못 미치는 것으로 나타났습니다. 과일 1회 섭취 기준량은 100~150g(약 50kcal에 해당하는 양)인데, 성인 남자(하루 섭취 열량 2600kcal 기준)의 경우에는 하루 4회, 성인 여자(2100kcal 기준)의 경우에는 하루 2회 섭취하면 됩니다.

중간 크기 사과 반 개(100g), 중간 크기 귤 1개(100g), 중간 크기 포도 15알(100g) 정도가 1회 섭취량에 해당하지요.

과일은 공복이 아닐 때 먹읍시다. 그러면 천천히 흡수되어 혈당에 미치는 영향을 억제할 수 있습니다. 특히 하루가 시작되는 아침에 과일을 먹으면, 당류도 에너지원으로 소화되기 때문에 비만이나 혈당 상승으로 이어지기 어렵습니다. **과일을 먹는다면 아침 식사 후 후식으로 먹는 것이 가장 좋습니다.**

'저 GI 음식'으로 혈당을 차분하게

최종당화산물과 지방을 증가시키는 혈당의 급상승을 방지하는 방법으로 음식을 먹는 순서를 바꾸고 설탕을 삼가는 것을 말씀드렸습니다. 이외에 또 하나 효과적인 것이 GI 지수를 참고해서 식품을 선택하는 것입니다.

GI 지수는 혈당 지수(Glycemic Index)의 약자로 식후 혈당 수치가 상승하는 것을 보여줍니다. 음식을 먹은 지 2시간 후 혈액 속의 당 농도를 측정하는데, 포도당을 섭취했을 때를 100으로 보고 식품별 당의 흡수 정도를 나타냅니다.

즉, GI 지수가 낮을수록 혈당이 상승하기 어려운 식품입니다.

식재료와 식단을 선택할 때는 반드시 GI 지수도 참고합시다. 주식의 경우 현미와 보리밥이 백미보다 GI 지수가 낮아 바람직합니다.

또, 설탕(GI 지수 109) 대신 첨채당(GI 지수 65)을 사용하면 GI 지수

그림 2   식품의 GI 지수

	저 GI(55 이하)	중 GI(56~69)	고 GI(70 이상)
곡류	메밀국수, 스파게티, 납작보리, 녹두 등	현미, 콘플레이크 등	백미, 빵, 떡, 센베이(전병), 팥밥, 죽 등
과일	사과, 딸기, 귤, 자몽 등	파인애플, 복숭아, 포도 등	과일잼, 통조림 과일 등
채소	브로콜리, 피망, 버섯류	고구마 등	감자, 토란, 참마, 당근 등

를 훨씬 낮출 수 있습니다. 첨채당은 사탕무에서 추출한 감미료입니다.

그러나 GI 지수가 높은 채소를 모두 빼면 먹을 수 있는 식재료가 한정되어, 영양이 편중될 가능성이 큽니다.

GI 지수가 높은 식재료는 식이섬유가 풍부한 식재료와 함께 조리하거나 먹는 순서를 뒤로하는 등, 조리와 먹는 방법을 연구하면 좋습니다.

지중해 식단을 할 때는 이 점을 주의하자

지중해 식단은 이탈리아와 그리스, 스페인 등 지중해 연안에서 먹는 식사로, 채소, 과일, 콩, 견과류, 통밀가루 등의 비정제 곡물, 올리브 오일, 생선과 오징어, 새우, 조개 등 해산물, 적정량의 레드와인이 중심입니다. 몇 년 전부터 화제가 되었기 때문에 이미 많이 알고 있을 것입니다.

미국 하버드대학의 연구에 따르면 지중해 식단은 심혈관 질환과 암, 알츠하이머병, 나아가 비만과 당뇨병과 같은 생활습관병의 위험을 낮추는 건강한 식단이라고 합니다. 또한 2014년에 한 연구에서는 수명을 연장하는 효과가 있다고 보고했습니다.

하지만 지중해 식단을 할 때는 주의할 점이 있습니다. 바로 과일입니다.

염증 제로 습관 11에서도 설명했듯이, 과일에는 과당이 함유되어 있습니다. 특히 **우리 나라의 과일은 단맛이 강하도록 품종이 개량**

되어서 당도가 높은 경우가 많습니다. 과일을 많이 먹으면 당분이 지나치게 많아지기 때문에, 당뇨병이나 비만의 원인이 될 수 있습니다.

꼭 먹고 싶을 때는 당분이 적은 자몽이나 딸기, 혈당 상승을 억제하는 블루베리와 그린 키위를 추천합니다. 하루에 자몽 반 개, 딸기 5개, 블루베리 3분의 1컵(약 40알), 그린 키위 1개 정도는 먹어도 괜찮습니다.

또 의외의 과일로 아보카도를 추천합니다. 아보카도는 '숲속의 버터'라고 불릴 정도로 지질 함량이 높지만, 과일 중에서는 당분이 적은 편입니다. 물론 칼로리가 높으니 하루에 3분의 1 정도만 권합니다.

반면 바나나, 파인애플, 멜론, 수박, 망고는 상당히 당도가 높기 때문에 하루에 한 번 소량만 먹도록 합시다.

또 당도가 낮은 과일이라도 100% 주스나 잼은 과일을 먹는 것보다 식이섬유가 적어 당분이 몇 배 더 많이 들어갈 수 있으니 주의해야 합니다.

14

염증의 원인을 청소하는 폴리페놀

체내 염증을 유발하는 활성산소를 제거하고 산화를 억제하는 항산화물질의 대표주자가 '폴리페놀'입니다.

폴리페놀은 레드 와인과 블루베리에 들어 있는 파란색 색소 성분인 안토시아닌과, 녹차나 홍차의 쓴맛 성분인 카테킨 등 대부분의 식물에 존재하는 물질입니다. 식물이 자외선이나 해충 등 외부의 적과 스트레스로부터 자신을 보호하기 위해 만든 성분으로, 강한 항산화 작용을 합니다. 식물의 힘을 빌려 몸의 녹을 제거하고 산화를 방지합시다. **효과가 오래 지속되지 않기 때문에 매일 자주 섭취하는 것이 중요합니다.**

폴리페놀을 섭취하기 쉬운 식품은 다음과 같습니다.

✸ 콩에는 여성 호르몬과 비슷한 작용을 하는 이소플라본과, 지질 대사를 촉진하는 사포닌이라는 성분이 포함되어 있는데, 이는

폴리페놀의 일종입니다. 된장이나 두유, 두부 등 콩 제품으로 섭취할 수 있습니다.

✿ 카카오 원두에는 카카오 폴리페놀이 함유되어 있습니다. 혈관을 확장해 혈압을 낮추고 동맥경화를 예방하며 피부미용에도 효과적이라는 이유로 주목받고 있습니다. 카카오 함량이 70% 이상인 고(高)카카오 초콜릿은 설탕이 적게 들어가 폴리페놀을 상대적으로 많이 섭취할 수 있지요. 그러나 과식은 금물이므로 다른 단것은 자제하고 소량만 섭취합시다.

✿ 껍질이 있는 생강에는 매운 성분인 진저롤이라는 폴리페놀이 함유되어 있는데, 이것은 위액의 분비를 촉진하고 소화를 돕습니다. 폴리페놀은 껍질 부분에 많이 들어 있으므로 껍질째 갈아 먹는 것을 추천합니다.

✿ 레드 와인, 커피, 녹차 음료 중 폴리페놀이 가장 많은 것은 레드 와인입니다. 이어서 커피, 녹차를 들 수 있습니다. 다만, 레드 와인은 알코올이므로 적당량(하루 100~180ml)만 마시도록 합시다. 커피와 녹차도 좋지만 카페인이 포함되어 있으므로, 커피는 하루에 3~4잔, 녹차는 하루에 찻잔으로 10잔만 마시도록 합시다.

건강 향신료의 왕
- 강황

강황은 카레에 사용되는 향신료 중 하나입니다. 터메릭이라는 명칭이 익숙한 사람도 있을 것입니다. **강황은 만성 염증을 억제하는 효과가 있는 것으로 알려져 주목받고 있습니다.**

그 유효 성분 중 하나가 카레의 노란색 색소 성분인 '커큐민'입니다. 커큐민은 폴리페놀의 일종이기 때문에, 활성산소를 제거하는 효과 외에도 항염증 효과가 있는 것으로 알려져 있습니다.

예를 들어, 미국 UCLA(캘리포니아대학 로스앤젤레스 캠퍼스) 연구팀은 커큐민에 뇌 염증이나 혈관 내 플라크가 생기는 것을 억제하는 효과가 있다는 것을 발견했습니다. 그래서 커큐민의 치매 예방 효과도 기대하고 있지요.

또한 커큐민은 치주 질환균의 증식을 막고 염증을 억제하는 효과가 있는 것으로 밝혀져, 치주 질환 예방을 위한 약용 치약 성분으로도 활용되고 있습니다. 이 밖에 커큐민이 생활습관병이나 만성 대장염 등 다양한 만성 염증성 질환에 미치는 영향을 조사하는 연구가 진행되고 있습니다.

또 강황에는 커큐민 외에도 염증을 개선하는 성분이 있는 것으로 밝혀졌습니다. 하우스 식품의 연구에 따르면 강황에 포함된 **터메롤이라는 성분에는 강한 항염증 효과가 있으며 12주간 이 성분이 들어간 식사를 한 후, 만성 염증의 정도를 측정하는 고감도 CRP 검사를 했더니 염증 수치가 떨어졌다는 결과가 나왔습니다.**

강황은 슈퍼마켓에서도 손쉽게 구할 수 있는 향신료이므로, 카레 이외의 요리에도 활용해 건강을 증진합시다. 기본적으로 색을 입힐 때 사용하기 때문에, 볶음요리나 수프, 튀김옷에 추가하지만, 너무 많이 넣으면 쓴맛이 강해질 수 있습니다.

또한 일본 오키나와에서는 예로부터 자주 마시는 우콘차로 커큐민을 손쉽게 섭취했습니다.

발효 식품을 매일 먹는다

뱃살을 정돈하는 효과로 잘 알려진 발효 식품은 만성 염증에도 효과가 있습니다. 미국 스탠퍼드대학 연구에 따르면 **요구르트, 김치, 홍차버섯 등 발효 식품을 많이 섭취한 사람은 장내 세균이 건강하게 변했을 뿐 아니라, 염증을 촉진시키는 17가지 단백질의 혈중 농도도 감소했습니다.**

또 지치의과대학은 **낫토 등 대두 발효 식품에 많이 함유된 폴리아민은 항염증 효과가 있고, 염증을 유발하는 사이토카인 생성을 억제한다고 발표했습니다.** 성인 남성이 8주간 낫토를 계속 섭취하면 거의 대부분 혈중 폴리아민 농도가 상승했습니다. 낫토를 섭취하면 체내 폴리아민의 양을 늘릴 수 있어 만성 염증 개선 효과를 기대할 수 있습니다. 실제로 쥐를 이용한 실험에서는 폴리아민이 많이 함유된 먹이를 먹인 고령 쥐는, 염증에 관여하는 물질의 양이 줄어 털의 양이 늘고 수명도 늘어나는 결과가 나왔습니다.

폴리아민은 체내에서도 아미노산으로 합성되는 물질인데, 대장의 장내 세균이 생성하기도 합니다. 장내 세균을 활성화하려면 장내 세균의 균형을 맞추는 것이 중요하다고 알려져 있습니다. 특히 나이가 들수록 체내에서 생성되는 폴리아민의 양은 줄어들기 때문에, 나이가 들면 발효식품으로 폴리아민을 보충하거나 발효식품을 섭취해 장내 환경을 개선하는 것이 중요합니다.

우리의 일상 식사에 발효 식품을 적극적으로 도입해봅시다. 우선 낫토를 하루에 한 팩씩 먹는 습관을 들이면 좋습니다. 낫토에는 뼈의 생성을 촉진하고 뼈의 질을 강화하는 비타민 K도 풍부하므로, 건강하게 장수하기 위해서는 매일 섭취하면 좋은 식품 중 하나입니다.

'등푸른생선의 기름'은 건강한 기름이다

생선 지방에는 불포화지방산인 오메가3계 지방산이 함유되어 있어, 강한 항염증·항산화 작용을 합니다. 생선에 함유된 오메가3계 지방산 중에서도 EPA(에이코사펜타엔산)와 DHA(도코사헥사엔산)는 건강에 특히 좋은 영향을 미친다고 알려져 있지요. EPA는 혈액을 맑게 하는 효과가 있고, DHA는 뇌와 신경의 발달에 관여합니다.

고등어와 정어리, 꽁치, 참치 등 등푸른생선에는 EPA와 DHA 등 오메가3계 지방산이 많이 함유되어 있습니다. 생선회로도 먹을 수 있지만 통조림을 이용하면 번거롭게 조리하지 않고 뼈까지 먹을 수 있어 편리합니다. 또한 EPA와 DHA가 들어간 어육 소시지 등도 있으니 쉽게 섭취할 수 있습니다.

그림 3 고등어, 정어리 등 등푸른생선을 추천

생선회뿐만 아니라

통조림이나 EPA, DHA가 들어간 어육 소시지도

간편해서 좋다

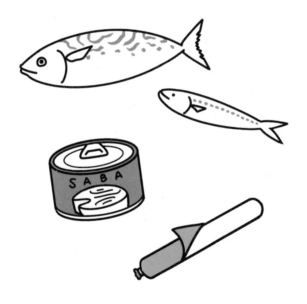

제 3 장

호흡으로
염증 제로

만병의 근원인 입 호흡

인간과 같은 포유류는 원래 코로 숨을 들이마시고 코로 숨을 내 쉬는 '코 호흡'을 하는 생물입니다. 그런데 현대인 중에는 입으로 숨을 쉬는 사람이 적지 않지요. 특히 최근에는 마스크를 쓰는 시 간이 길어지면서 답답함 때문인지 입으로 숨을 쉬는 사람들이 늘 고 있으므로 주의가 필요합니다.

왜 입 호흡이 나쁜가 하면 몸의 방어 기능이 떨어지기 때문입 니다. **코는 공기를 몸에 흡수할 때 '공기청정기' 역할을 합니다.** 코털 이 공기 중의 먼지와 꽃가루를 막아주고, 코점막과 점막에 난 가 늘고 짧은 섬모가 세균과 바이러스 등의 유해 물질을 여과해주는 것이지요.

동시에 코는 '가온과 가습' 기능도 갖추고 있습니다. 세균과 바 이러스의 번식을 막으려면 차가운 공기와 건조함은 금물인데, 코 로 흡입한 공기는 비강 내에서 데워져 축축한 상태에서 폐로 보내집니다.

반면 입은 원래 먹기 위한 기관이기 때문에 코와 같은 방어 기능이 없습니다. **입으로 호흡을 하면 바이러스와 세균 등 유해 물질이 침투해 번식하기 쉬워지는데다, 체내에 지속적으로 유해 물질이 침입하면 만성 염증이 유발될 위험이 커집니다.**

다음과 같은 사람은 입으로 숨 쉬고 있을 가능성이 크니, 당장 코 호흡으로 전환합시다!

☐ 정신을 차리고 보면 입이 벌어져 있다

☐ 입안이 쉽게 마른다

☐ 입술이 마르고 쉽게 거칠어진다

☐ 코 막힘이 있다

☐ 코를 곤다

☐ 자고 일어났을 때, 가끔 목이 아프다

☐ 입 냄새가 심하다

염증 제로 습관

19

'아래로 처진 혀'를 올바른 위치로 되돌리자

만성 염증의 원인이 되는 무서운 입 호흡. 그런데 왜 입으로 호흡하게 되는 걸까요? 그것은 혀의 위치와 연관이 있는데, **혀의 위치가 잘못되면 입 호흡이 되기 쉽습니다.**

여러분의 혀는 올바른 위치에 있나요? 이렇게 물으면 애초에 혀의 올바른 위치를 모르고 있거나 혀의 위치를 의식해본 적이 없는 사람이 태반입니다.

먼저 자신의 혀 위치를 확인해봅시다. 입을 다물었을 때 혀는 어디에 있나요? **만약 혀끝이 윗니나 아랫니 뒤에 붙어 있거나 아무 데도 닿지 않고 허공에 떠 있는 상태라면 혀의 위치가 잘못된 것입니다.** 주로 나이와 근력 저하 때문에 혀가 축 처져서 '아래로 처진 혀'가 된 것으로 보입니다.

혀의 무게는 약 150g으로 두툼한 스테이크 정도입니다. 그래서 혀가 처지고 아래턱에 힘이 가해지면 자연스럽게 입이 벌어지지

그림 4   올바른 혀의 위치와 처진 혀

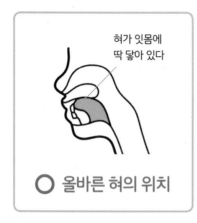
혀가 잇몸에
딱 닿아 있다

○ 올바른 혀의 위치

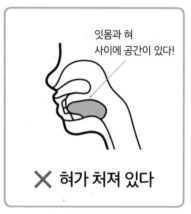
잇몸과 혀
사이에 공간이 있다!

✕ 혀가 처져 있다

요. 이것이 입으로 숨을 쉬는 원인입니다.

올바른 혀의 위치는 '혀가 위턱에 딱 붙어 있는 상태'입니다. 혀를 앞니 뒤에서 위턱 쪽으로 돌리면 약간 움푹 들어간 위치에 닿을 것입니다. 그래서 코로 숨을 들이마시면 혀가 위턱에 붙습니다. 그곳이 혀의 올바른 위치입니다. 그 위치에 혀를 두었는데 거북하거나 금방 지치는 사람은 평소 혀 근육이 약해졌다는 뜻이지요. 평소 의식하면서 혀의 잘못된 위치를 교정하도록 합시다.

'아이우베 체조'로 혀를 단련하자

혀를 올바른 위치에 두면 힘들거나 어느새 혀가 아래로 내려가는 사람은 혀의 노화가 진행되고 있는 상태입니다. 혀 근육이 쇠약해진 것이지요.

하지만 걱정할 필요는 없습니다. **연습을 하면 나이와 상관없이 혀의 근력을 강화할 수 있으니까요.** 혀의 근력 운동을 하면 됩니다.

제가 고안한 기본 근력 운동 방법은 '아이우베 체조'입니다. 현재 일본 전국의 의료기관과 병원·돌봄 시설, 초·중·고교에서 널리 도입되고 있습니다.

하루에 30회가 기준입니다. 입과 혀를 되도록 크게 움직여 근육을 단련해봅시다. 입안이 건조해지지 않는 게 좋으므로 목욕 중에 할 것을 특히 추천합니다. 단, 목욕 중 한 번에 30회 연속으로 하는 것이 귀찮은 경우는 하루 세 번, 10회씩 해도 괜찮습니다.

그림5　기본적인 혀 운동법 '아이우베 체조'

1~4를 하루 30회 목표로

세 번에 나누어 10회씩 해도 된다

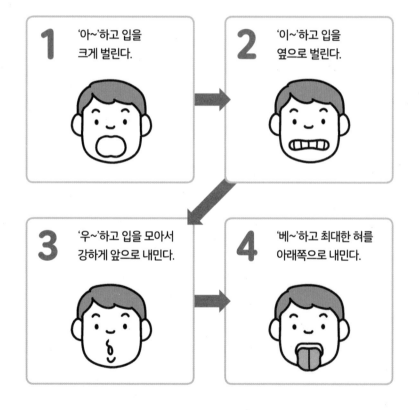

1 '아~'하고 입을 크게 벌린다.

2 '이~'하고 입을 옆으로 벌린다.

3 '우~'하고 입을 모아서 강하게 앞으로 내민다.

4 '베~'하고 최대한 혀를 아래쪽으로 내민다.

'코 세척'으로
필터 효과 강화!

공기청정기가 효과를 충분히 발휘하려면 필터를 주기적으로 청소해주어야 합니다. 마찬가지로 **체내에 들어오는 공기를 깨끗하게 해주는 코도 매일 관리해주어야 하지요.** 그렇게 하면 병을 멀리할 수 있습니다.

온종일 공기 중의 유해 물질을 걸러내는 콧속에는 세균과 바이러스, 꽃가루와 황사 등 다양한 물질이 달라붙습니다. 코에는 그것들을 자동으로 세척하는 기능도 있지만, 경우에 따라서는 유해 물질이 체내에 흡수되어 감염증이나 알레르기를 일으킬 수도 있습니다. 그러한 **만성 염증을 방지하는 데 효과적인 것이 바로 '코 세척'입니다.**

좌우의 한쪽 콧구멍에서 반대편 콧구멍으로 물을 통과시켜 일반적인 가글로는 닿지 않는 콧구멍, 특히 상인두의 오염물질과 유해 물질을 씻어내 코의 부담도 줄이고 염증과 질병을 막을 수 있

그림6   일반 가글과 코 세척의 효과는 완전히 다르다!

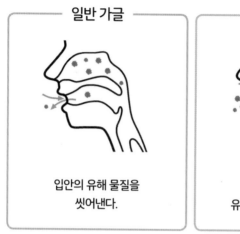

일반 가글

입안의 유해 물질을
씻어낸다.

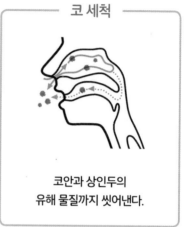

코 세척

코안과 상인두의
유해 물질까지 씻어낸다.

습니다. 또 콧물도 같이 씻어낼 수 있으므로 코가 막히지 않아 코로 숨쉬기도 편해집니다. 그 결과 입 호흡을 예방하는 효과도 있답니다.

코 세척에 대해서는 다양한 연구가 진행되고 있으며, 영국 케임브리지대학의 연구에 따르면 코 세척을 하면 코점막의 섬모 활동이 개선된다고 합니다. 또 미국 오거스타대학의 연구에 따르면 PCR 검사에서 코로나19 양성으로 확인된 후 코 세척을 했더니 중증화·사망률이 8분의 1로 감소했다는 보고도 있습니다.

그림7 코 세척 하는 법

하루에 두세 번 습관화하자

**너무 많이 씻으면 코의 보습 성분도 씻겨버리므로
세 번 정도가 적당하다**

준비물

용기 컵, 드레싱 병(다이소 등에서 구매 가능), 스포이트 등.

생리 식염수 200cc의 미지근한 물에 소금 2g을 녹인 생리식염수.
200cc의 생리식염수에 탄산수소나트륨(베이킹소다)
0.1g을 첨가하면 세정력이 향상!

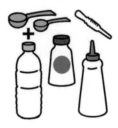

※ 시중에 판매하는 코 세척 제품을 사용해도 물론 괜찮다.

1 얼굴을 약간 아래로 숙이고 한쪽 콧구멍에 용기 입구를 댄다.

고개를 든 상태에서 하면 코에서 입으로 생리식염수가 흘러가므로 주의!

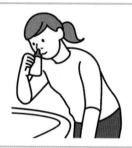

2 '아~' 소리를 내면서 생리식염수를 부드럽게 콧속으로 흘려보내어 반대 구멍으로 내보낸다.

힘든 사람은 입으로 생리식염수를 뱉어도 괜찮다.

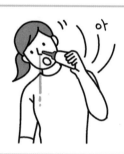

익숙해질 때까지의 포인트

코에 물을 넣기 무서운 사람이나 아이의 경우, 익숙해질 때까지는 코 입구만 헹구자. 이 정도로도 효과가 있다. 생리식염수가 콧구멍에서 조금 안쪽으로 들어가는 정도면 된다.

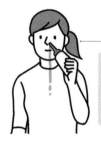

콧구멍 입구에서 2~3cm 들어간 곳에 집어넣고 조금씩 생리직염수를 넣어가며 헹군다.

'입 체조'로 삼키는 기능을 강화한다

고령자가 사망하는 원인 질병 중 하나로 폐렴이 꼽힙니다. 이름 그대로 폐에 염증이 생기는 병인데, 70대 연령에서는 사인 4위, 80세 이상에서는 3위를 차지합니다. 고령자의 폐렴 중 상당수가 오연성 폐렴입니다. 음식을 잘못 삼켜서 **원래 공기만 들어가는 폐 나 기관에 엉뚱하게 침이나 음식물이 들어가 몸이 '이물질이 들어왔 다'고 반응해 만성 염증이 생기는** 것이지요.

왜 잘못 삼키는 걸까요? 혀와 목 등의 근력이 저하되거나 반사 신경이 약해져 물질을 삼키는 기능이 노화되었기 때문입니다.

그래서 추천하고 싶은 것이 삼키는 기능을 단련하는 입 체조입 니다. 특히 '요즘 사레가 잘 들린다' '발음이 나빠졌다'고 느끼는 사람은 입의 기능이 쇠약해지고 있다는 신호이므로 적극적으로 연습해봅시다.

그림 8 입과 혀의 움직임을 부드럽게 하는 '보글보글 체조'

1 입에 물을 약간 머금는다. 입을 꼭 다물고 양 볼을 부풀린 다음 10초 동안 보글보글 가글을 한다.

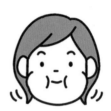

2 오른쪽 뺨만 10초, 왼쪽 뺨만 10초 보글보글 가글을 한다.

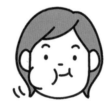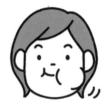

3 입 윗부분에서 10초, 아랫부분에서 10초 가글을 한 다음 뱉는다.

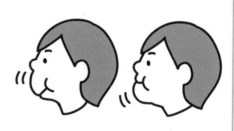

그림 9

삼키는 힘을 단련하는 이마 체조

이마에 손바닥을 대고 이마와 손이 서로 밀도
록 한다. 시선은 배꼽을 본다. 울대뼈에 힘이
들어가는지 확인하고 5초간 유지한다.

※ 목에 통증이 있거나 고혈압인 사람은 피한다.

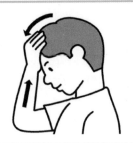

삼키는 힘을 키우는 울대뼈 체조

1

침을 삼키고 울대뼈를 올리고 그대로 5
초간 유지한다. 울대뼈에 손을 얹으면 알
기 쉽다.

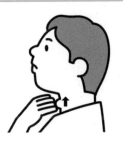

2

'하~'하고 숨을 배에서 단숨에 내뱉는다.

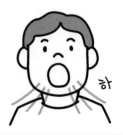

그림 10   침 분비를 촉진하는 마사지

1 귀밑샘 마사지

좌우 귀 앞쪽(위 어금니 부근)에 손가락을 대고 10회 정도 원을 그리듯 마사지 한다.

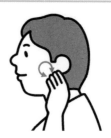

2 턱밑샘 마사지

턱뼈 안쪽 부드러운 부분에 엄지손가락을 대고 귀 아래쪽에서 턱을 향해 서너 군데를 다섯 번씩 누른다.

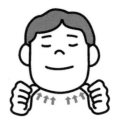

3 혀밑샘 마사지

턱 밑(혀뿌리 부근)의 부드러운 부분에 두 엄지손가락을 대고 천천히 열 번 정도 누른다.

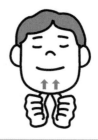

염증을 예방하는
올바른 양치질

몸 곳곳에 만성 염증을 일으켜 다양한 질병의 원인이 되는 치주

질환. **온몸에 퍼질 수도 있는 작은 염증은 입안에서 시작됩니다.**

앞으로 걸릴 수 있는 질병을 예방하려면 '올바른 양치질'을 배

워서 입안에 플라크를 남기지 않는 것이 중요합니다. 플라크는 치

태를 뜻하는 세균덩어리인데, 음식 찌꺼기(주로 당분)를 먹이 삼아

치주 질환균이나 충치균이 증식해 플라크를 형성하고 치아에 부

착됩니다. 그 상태를 방치하면 균에 감염되어 치주 질환이나 충치

로 발전하지요.

플라크를 남기지 않는 '올바른 양치질'은 다음 세 가지를 지키

면 됩니다.

★ **문질러서 제거한다** 플라크는 욕조의 때와 마찬가지로 치아에

달라붙어 있기 때문에 칫솔 등으로 문질러서 제거할 수밖에 없습

니다. 치약 거품이나 가글액으로는 제거할 수 없지요. 칫솔이 제대로 닿지 않은 곳은 플라크를 제거할 수 없으므로 구석구석까지 칫솔을 대고 제대로 닦읍시다.

✸ 치실이나 치간칫솔을 사용한다 칫솔만으로 지울 수 있는 플라크는 전체의 60%에 불과하다고 합니다. 치아와 치아 사이에 플라크가 잔존하기 때문이지요. 이렇게 칫솔이 닿지 않는 부분의 플라크를 제거하려면 치실이나 치간칫솔을 사용해야 합니다. 치실은 치아와 치아 사이, 치아가 접해 있는 곳에 사용하고, 치간칫솔은 잇몸이 내려가서 생긴 치아의 틈새나 브리지를 닦는 데 사용합니다.

✸ 하루 한 번이라도 철저하게 한다 세균의 먹이인 음식물 찌꺼기를 제거하기 위해 식사 후 매번 양치질하는 게 가장 좋겠지만, 많은 사람이 그렇게 하기는 어렵습니다. 플라크는 식후 24~48시간 이내에 형성되므로 적어도 하루에 한 번, 구석구석 양치하는 것을 습관화합시다. 식후 양치질을 할 수 없을 때는 입을 헹구어서 가급적 음식 찌꺼기가 남지 않도록 하는 것이 좋습니다.

사는 곳의 공기에 신경 쓰자

우리 인간이 가장 많이 몸속에 넣는 것은 무엇일까요? 답은 공기입니다. 식사와 음료가 20% 정도인 반면, 공기는 80% 이상을 차지하지요(중량비). 따라서 받아들이는 공기의 질이 몸에 영향을 주는 것은 당연한 일입니다.

예를 들어, 대기 오염이 원인인 질병으로 만성 폐쇄성 폐질환 등 호흡기 질환이 있습니다. 대기 오염의 원인인 물질이 공기를 흡수하는 호흡기를 자극해 염증을 일으키는 것입니다. 또 미세먼지와 같은 미립자가 폐 깊숙이 들어가 혈관에 침입해서 동맥경화를 진행시킨다고 합니다. 이 밖에 천식, 아토피성 피부염, 알레르기성 결막염과도 연관이 있습니다.

이렇게 보면 대기 오염이 원인인 질병은 모두 만성 염증과 관련되어 있음을 알 수 있습니다. 더러운 공기가 만성 염증을 일으키는 원인 중 하나임이 틀림없지요.

그렇다고 해도, '공기가 좋은 곳으로 이사하거나' '이직하는' 것은 비현실적이겠지요. 일단은 집안 공기부터 깨끗하게 합시다. 밖에서 들어온 공기뿐만 아니라 진드기 사체와 곰팡이 등의 집 먼지도 호흡기 질환과 알레르기를 유발합니다. 그러니 **수시로 실내를 청소하고 공기청정기를 이용해 실내 공기의 질을 높이도록 관심을 기울입시다.**

또한 야외에서 시간을 보내는 방법도 염두에 두어야 합니다. **조깅이나 걷기와 같은 운동을 할 때는 교통량이 많은 곳을 피하는 것이 좋겠지요.** 몸을 움직이면 당연히 호흡 횟수가 늘고 받아들이는 공기의 양도 많아지기 때문입니다.

영국 임페리얼칼리지의 연구에 따르면, 공원에서 산책을 한 경우와 교통량이 많은 대로변에서 산책을 한 경우를 비교했을 때, 전자는 폐 기능과 혈관의 유연성이 향상되었지만 후자는 별로 개선되지 않았습니다. 병에 걸리지 않기 위해서도, 그리고 운동 효과를 높이기 위해서라도 되도록 공기가 좋은 장소에서 몸을 움직이도록 합시다.

제 4 장

운동으로
염증 제로

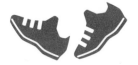

25 운동은 최고의 항염증제

운동은 약이라고 할 수 있습니다. 지방을 태우고 근육을 키우는 역할 뿐 아니라 다양한 질병을 예방하고 개선하지요. 왜 이런 효과가 있을까요? 바로 운동에는 '항염증 효과'가 있기 때문입니다.

만성 염증과 관련된 질병으로 암을 꼽을 수 있는데, **운동을 통해 암이 발병할 위험을 억제할 수 있다고 밝혀졌습니다.** 일본 국립 암연구센터의 연구에 따르면, 암에 대한 역학연구 결과를 수집해 암에 대한 효과에 관해 과학적 검증을 한 결과, 운동에는 대장암과 유방암 발병 위험을 낮추는 효과가 있다고 합니다. 또 신체 활동량이 많을수록 암 전체의 발병 위험이 낮아진다는 결과도 나왔습니다.

운동에는 이 밖에 당뇨병 등의 생활습관병이나 우울증 등 '마음의 병'을 개선하는 효과도 있습니다. 이러한 **운동의 효과에는 운동이 지닌 '염증 억제 작용'이 관계되어 있다**고 보입니다. 적당한 운동을 하면 근육에서 회춘 호르몬이라고도 하는 마이오카인이라는 물질이 분비되는데, 이 물질은 염증을 억제하는 작용을 하기 때문입니다.

마이오카인은 근육이 분비하는 물질의 총칭이며 300개가 넘는 종류가 있습니다. 그중 하나가 인터류킨6(IL-6)라는 물질입니다.

실은 인터류킨6는 면역을 비정상적으로 활성화시켜 염증을 일으키는 작용도 합니다. 그러나 적당한 운동을 함으로써 근육에서 분비되면 과도한 면역 반응을 억제해 만성 염증을 개선하는 효과가 있는 것으로 나타났습니다. 놀랍게도 하나의 물질이 염증 촉진과 염증 억제라는 상반된 효과를 갖고 있는 것이지요.

마이오카인은 전 세계적으로 다양한 연구가 진행되어 암과 우울증 위험을 줄일 뿐만 아니라, 기억력을 높이는 작용을 한다고 보고되었습니다.

오래 앉아 있는 생활이 수명을 단축시킨다

보건복지부와 질병관리본부가 발표한 '2014 국민건강통계'에 따르면 한국인은 하루 평균 7.5시간을 앉아서 보내는 것으로 나타났습니다. 19~29세 젊은이가 앉아 있는 시간이 하루 평균 8.7시간으로 가장 길었고, 30대 7.6시간, 40대 7.3시간, 50대 7.1시간 순이었지요. 그런데 이렇게 장시간 앉아 있는 생활은 수명을 단축시킵니다.

약 2만2천 명의 호주 성인 남녀를 대상으로 한 연구에 따르면, 평일 하루에 앉아 있는 시간이 4시간 미만인 사람에 비해 8~11시간 앉아 있는 사람은 사망 위험이 15% 증가하고, 11시간 이상이 되면 40% 증가합니다. 이것은 운동 여부와 상관이 없으며 운동을 하더라도 앉아 있는 시간이 길면 수명이 단축될 가능성이 있다고 합니다.

교토부립의과대학에서 7년 7개월간 6만 명 이상의 일본인을 추적한 데이터를 이용한 연구에서도, 생활습관병 유무와 상관없이 낮에 앉아 있는 시간이 2시간 늘어날 때마다 사망 위험은 15% 증가한다는 결과가 나왔습니다. 심지어 여가 시간에 신체 활동량을 늘려도 지나치게 오래 앉아 있을 때 생기는 위험을 완전히 억제할 수는 없는 것으로 나타났습니다.

왜 너무 오래 앉아 있는 것이 사망 위험을 증가시킬까요? 신체 근육의 70%가 있는 다리를 움직이지 않으면 혈류와 대사 기능이 저하되기 때문일 것으로 생각됩니다. 또한 근육을 움직이지 않으면 마이오카인의 양이 억제될 수 있어서 만성 염증이 쉽게 생기게 되지요.

건강하게 오래 살고 싶다면 되도록 앉아 있는 시간을 줄이고 몸을 움직이는 시간을 늘리도록 합시다.

30분 앉아 있었으면 3~5분 걷거나 스트레칭을 하면서 몸을 움직이도록 의식합시다. 지하철 출퇴근 길에 좀처럼 앉을 수 없었다면 '앉지 못하는 게 오히려 다행'이라는 관점을 갖는 게 좋을 수도 있습니다. 또 요즘은 서서 사무 일을 할 수 있는 스탠딩 데스크가 인기인데, 서서 할 수 있는 일은 가능한 한 서서 해도 효과가 있습니다.

'그린 운동'으로 효과가 두 배로!

사람들은 초록으로 둘러싸인 자연 속에 있으면 '마음이 진정되고', '피로가 풀린다'라고 느낍니다. 그건 기분 탓이 아닙니다. 2019년 독일 막스 플랑크 인간발달연구소가 진행한 연구에 따르면, 자연 속에서 지내면 스트레스가 줄어드는 것으로 나타났습니다.

이 실험에서는 68명의 참가자를 두 그룹으로 나누어 한쪽은 베를린 번화가에서, 다른 한쪽은 베를린 시내에 있는 녹지에서 1시간 동안 산책을 하게끔 한 뒤 MRI로 뇌 활동의 변화를 조사했습니다. 그랬더니 번화가를 걸었던 그룹에서는 뇌 활동에 변화가 없었는데, 녹지를 산책한 그룹에서는 뇌 내에서 스트레스를 처리하는 '편도체'라는 부분의 활동이 유의미하게 적어졌습니다. 즉, **녹지에서는 마음이 편안해지고 스트레스가 적은 것으로 나타난 것이지요.**

삶을 살다 보면 누구에게나 스트레스가 찾아옵니다. 일상생활에서 자연을 접할 기회가 없는 사람은 자연에서 보내는 시간을 의식적으로 만드는 것을 추천합니다. 그렇다고는 해도, 그저 막연히 자연에서 시간을 보내라고 하면 무엇을 하며 시간을 보낼지 모를 수도 있습니다. 그런 사람에게는 '그린 운동'을 추천합니다.

그린 운동이란 이름 그대로 자연 속에서 몸을 움직이는 것입니다. 자연의 힘과 운동 효과를 한꺼번에 얻을 수 있는 일석이조의 방법으로, 심신이 재충전되고 염증을 리셋하는 효과도 기대할 수 있습니다. 걷기, 달리기, 사이클링, 라디오 체조, 태극권, 요가 등 좋아하는 운동이라면 뭐든 괜찮습니다. 어떤 운동이든 효과가 있지요.

자연이라고 하면, 산과 숲만 떠올릴 수도 있지만 녹지가 있는 공원이나 산책로도 문제없습니다. 녹지가 적어 보이는 도시에서도 잘 찾아보면 녹색이 가득한 장소가 있습니다. 운동을 하고 나서 '기분 좋다'고 느낄 수 있는 장소를 찾아봅시다. 마음에 드는 장소를 찾으면 일단 5분이라도 좋으니 자연을 느끼면서 몸을 움직여 봅시다.

단시간에 큰 효과가 있는 HIIT 라이트 버전

어떤 운동이든 항염증 효과를 기대할 수 있으므로 일단 시작하고 꾸준히 하는 것이 중요합니다. 그 점을 알고는 있지만 좀처럼 계속할 수 없어 좌절하는 사람도 많겠지요. 그런 사람들에게는 'HIIT(High Intensity Interval Training)'를 추천합니다.

HIIT는 부하가 강한 운동과 짧은 휴식을 반복하는 훈련으로 고강도 인터벌 트레이닝이라고도 합니다. '부하가 강하다고? 힘들겠는데?'라고 뒷걸음질하는 사람도 있겠지만, 운동 시간은 겨우 4분입니다. 20초간의 운동과 10초의 휴식을 8회 반복하면 되는 것이지요.

또 특별히 필요한 도구도 없고 집안에서 할 수 있어서 사전 준비나 옷을 갈아입을 필요가 없다는 점도 꾸준히 하기 쉬운 요인입니다. 저도 운동을 잘 못하지만 HIIT는 큰 어려움 없이 계속하고 있습니다.

HIIT의 가장 큰 장점은 뭐니 뭐니 해도 강력한 효과입니다. **트레이닝의 조합으로 '유산소 운동'과 '근력 운동'의 효과를 동시에 얻을 수 있지요.** 또한 고강도 훈련을 반복함으로써, 미토콘드리아의 양과 질을 효율적으로 높일 수 있다고 알려져 있습니다.

미토콘드리아는 산소에서 세포 에너지를 만들어내는 공장과 같은 기관입니다. 나이가 들면서 수가 줄어들고 활성화가 덜 되면서 신진대사가 저하되고 산소에서 효율적으로 에너지를 만들어내지 못해 활성산소가 쉽게 발생합니다. **HIIT로 미토콘드리아가 증가하고 기능이 향상되면, 쉽게 피로해지지 않고 살이 잘 찌지 않는 몸이 될 수 있고, 활성산소의 생성도 억제할 수 있습니다.**

구체적으로는 스쿼트, 점프 등 다양한 운동을 결합해 훈련합니다. 조합에 따라 수준에 맞는 부하 강도를 설정할 수 있고, 다양하게 변형할 수 있어 질리지 않고 꾸준히 할 수 있다는 것도 매력이지요.

다음 페이지에 초보자도 할 수 있는 'HIIT 라이트 버전'을 소개하고 있으니 꼭 해보기를 바랍니다.

그림 11　초보자용 HIIT 라이트 버전

모든 운동을 최대한 빠르게,
열심히 최선을 다해 해보자!

1 　20초간 운동

똑바로 서서 한쪽 다리를 앞
으로 크게 내디디고 무릎을
90도로 구부렸다가 원래대
로 돌아간다. 이것을 좌우
교대로 반복한다.

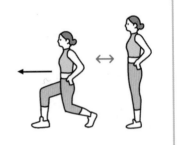

10초간 휴식

숨을 가다듬는다. 몸에서
힘을 빼고 긴장을 푼다.

2 　20초간 운동

허리를 숙인 뒤 양손을 위
로 뻗으면서 크게 점프하고
착지하면서 허리를 진정시
키고 다시 점프하기를 반복
한다.

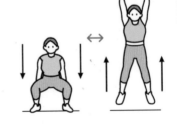

10초간 휴식

3

20초간 운동

양손을 바닥에 대고, 다리를 뻗고, 팔굽혀펴기 자세를 한다. 거기서 오른쪽 무릎을 왼쪽 팔꿈치에 가까이 대고 제자리, 이번에는 왼쪽 무릎을 오른쪽 팔꿈치에 가까이 대고, 제자리로 돌아온다. 이를 반복한다.

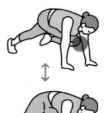

10초간 휴식

4

20초간 운동

팔굽혀펴기 자세로 달리기를 하듯이 다리를 끌어 올린다.

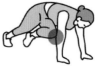

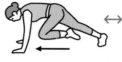 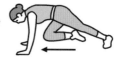

10초간 휴식

5

1~4를 다시 반복한다.

보통 산책보다 효과가 높은 인터벌 속보

시니어에게 인기 있는 걷기에도 항염증 효과를 기대할 수 있습니다. 하지만 이왕 걷는다면 '인터벌 속보'를 하는 게 어떨까요?

이것은 '빨리 걷기'와 '천천히 걷기'를 번갈아 반복하는 방식입니다. **보통 속도로 걷는 것보다 빨리 걷는 것이 운동 강도가 올라가고 근육에 자극이 됩니다. 천천히 걷기와 번갈아 하기 때문에 쉽게 지치지 않고 체력에 자신이 없는 사람도 시작하기 쉬운 것이 핵심이지요.**

신슈대학 대학원 특임교수 노세 박사가 제창한 이 걷기법은 과학적으로도 효과가 입증되었습니다. 미토콘드리아를 활성화하거나 활성산소를 제거하는 효과가 있다고 합니다. 근력 향상과 비만 해소, 생활습관병·우울과 불면·무릎 등 관절통의 개선, 인지기능 향상 등의 효과도 있습니다.

그림 12 인터벌 속보

3분간 '빨리 걷기'와 **3분간 '천천히 걷기'**를 **1세트**로 해서 **5세트**(30분간) 실시한다. 주 4회 이상을 목표로 하자.

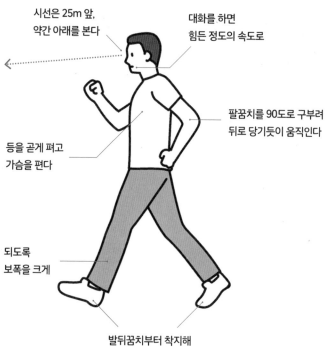

빨리 걸을 때 걷는 방법

시선은 25m 앞,
약간 아래를 본다

대화를 하면
힘든 정도의 속도로

팔꿈치를 90도로 구부려
뒤로 당기듯이 움직인다

등을 곧게 펴고
가슴을 편다

되도록
보폭을 크게

발뒤꿈치부터 착지해
발가락으로 지면을 밀어내듯이 걷는다

30 근력 운동의 왕 스쿼트

실내에서는 어떤 운동을 하는 것이 좋을까요? 뭐니 뭐니 해도 근력 운동의 왕인 스쿼트를 추천합니다. **스쿼트는 근력 운동의 왕, 운동의 왕 등으로 불리며, 몸에서 가장 큰 허벅지 앞쪽 근육을 비롯해 몸의 근육 대부분이 있는 하체 근육을 골고루 단련할 수 있습니다.**

또 다리 근육은 '서고 걷고 앉는' 동작의 기본을 지탱하는 동시에, 나이가 들수록 쇠약해지기 쉬운 곳이기도 합니다. 근력 운동 초보자뿐 아니라 익숙한 사람도 그 효과를 느낄 수 있을 것입니다. 여유가 있다면 앞에서 소개한 인터벌 속보와 함께하는 것도 추천합니다.

스쿼트는 다리를 벌리는 방식에 따라 단련할 수 있는 근육이 바뀝니다. 또한 잘못된 방식으로 하면 허리와 무릎을 다칠 수 있으므로 올바른 자세를 익혀야 합니다.

그림 13 스쿼트의 올바른 방법

준비운동 발가락 스트레칭

발바닥을 안정시키기 위해 발가락 스트레칭을 한다. 발을 반대편 허벅지에 올리고 발가락 사이에 살짝 손가락을 넣어 가볍게 잡는다. 손목에서 팔꿈치를 곧게 고정한 채 팔꿈치를 바깥쪽으로 벌려 발가락을 돌린다(발바닥이 펴지는 느낌). 그다음 팔꿈치를 몸 옆구리에 가까이 대고 발가락을 구부린다(발등이 펴지는 느낌). 이것을 천천히 두 발 모두 한다.

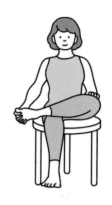

본운동 스쿼트

다리를 어깨너비 정도로 벌리고 발끝을 약간 바깥쪽으로 향하게 한다. 발바닥 전체에 체중을 얹어 등이 구부정하게 되지 않도록 하고, 허벅지와 바닥이 평행이 될 때까지 천천히 내려간다.

무릎이 다소 발끝보다 앞으로 나와도 OK.
횟수는 자신이 힘들다고 느낄 때까지가 기준이다.

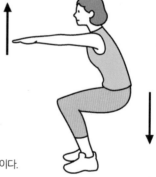

Point

다리를 어깨너비만큼 벌리면 허벅지 앞쪽, 뒤쪽, 엉덩이의 큰 근육을 중심으로 단련된다. 다리를 더 크게 벌리면 허벅지 안쪽이나 엉덩이 위쪽 근육을 단련할 수 있다.

제 5 장

수면으로
염증 제로

31 수면 부족은 만병의 근원

인간은 왜 잠을 잘까요? 수면은 사람의 몸과 뇌를 쉬게 하고 유지 보수하며 몸의 기능을 유지하는 역할을 합니다. 즉, 수면이 부족하면 몸과 뇌에 점점 피로 물질과 유해 물질이 축적되어, 다양한 증상으로 몸 상태가 나빠지고 질병으로도 이어집니다.

예를 들어, 단백질 '아밀로이드 베타'가 있습니다. 이 단백질이 축적되면 알츠하이머병의 원인이 되는데, 보통 수면 중 쓰레기로 배출됩니다. 하지만 수면이 부족해지면 뇌에 축적되어 염증을 일으킵니다. 그것이 뇌의 신경세포를 파괴해버리는 것입니다.

이 밖에 수면 부족으로 일어나는 몸의 부정적인 증상에는 다음과 같은 것이 있습니다.

★ **혈당이 올라간다** 지속적으로 수면이 부족하면 호르몬 균형이 흐트러져 혈당을 올리는 당질 코르티코이드(부신피질 호르몬)가 분

비됩니다.

★ **항상 흥분 상태에서 긴장을 풀지 못하고 스트레스가 누적된다** 혈당을 상승시키는 작용을 하는 교감신경이 지나치게 활발해져 심신을 편안하게 하는 부교감신경이 활성화되지 않기 때문입니다.

★ **살이 쉽게 찐다** 식욕을 억제하는 렙틴이라는 호르몬이 감소하고, 식욕을 증진하는 그렐린이라는 호르몬이 증가해 살이 찌기 쉬워집니다.

즉, **계속 수면이 부족하면 당뇨병, 비만, 치매에 걸리기 쉽고, 스트레스에 취약해진다는 것입니다. 이 모든 것들이 만성 염증의 원인**이 되기도 합니다.

덧붙여서 '잠이 잘 오지 않는다' '잠을 자다가 깬다' '아침 일찍 눈이 떠진다' 같은 불면증이 있는 사람은, 양질의 수면을 취하는 사람에 비해 당뇨병에 걸릴 위험이 1.5~2배나 높은 것으로 알려져 있습니다.

뇌와 몸의 건강을 지키기 위해서는 무엇보다 양질의 수면을 충분히 취하는 것이 중요합니다.

염증 제로 습관

32 7시간 수면이
몸을 건강하게 한다

한국인 중 자신의 수면에 만족하는 사람은 41%에 불과하다고 합니다(필립스 『세계 수면 조사』). 실제로 경제협력개발기구(OECD) 조사에 따르면 OECD에 가입한 38개국 중 가장 평균 수면시간이 짧습니다.

그럼 잠이 부족하지 않으려면 몇 시간 동안 자야 할까요?

가장 좋은 것은 약 7시간입니다. 미국의 대규모 조사에 따르면 **수면시간이 7시간인 사람이 가장 오래 산다**는 결과가 나왔습니다.

'나는 숏슬리퍼여서 4, 5시간만 자도 문제없다'는 사람도 있지만, 사실 수면시간이 짧아도 문제가 없는 '진짜 숏슬리퍼'는 매우 적으며, 인구의 고작 3% 혹은 1%라고 합니다. 5시간 정도만 자도 낮에 졸리지 않거나 몸 상태가 나빠지지 않는다는 사람도 사실은 만성적인 수면 부족에 몸이 어떻게든 적응한 상태일 가능성이 큽니다.

잠을 적게 자면 왜 문제일까요? 그것은 렘수면이 부족해지기 때문입니다.

인간의 수면 상태에는 두 종류가 있는데, 비교적 뇌가 활동적으로 움직이는 렘수면과, 뇌의 활동도 저하된 논렘수면이 있습니다. 수면 중에는 이 두 종류가 번갈아 일어나는데 보통 처음 세 시간은 논렘수면 시간이 길고, 이후 서서히 잠이 얕아지면서 렘수면 시간이 길어집니다. 따라서 잠을 충분히 자지 않고 일어나면 렘수면 시간이 적어지는 것입니다.

뇌도 쉬고 있는 논렘수면이 더 중요하다고 생각하기 쉽지만, 렘수면도 몸과 뇌의 기능에 중요한 역할이 한다는 뜻입니다.

미국 스탠퍼드대학의 연구에서는 **렘수면의 비율이 5% 감소할 때마다 사망 위험이 15% 상승한다는 결과가 나왔습니다.**

잠의 질을 높이기 위해서라도 하루 7시간의 수면 시간을 확보하도록 합시다.

염증 제로 습관

33

매일 15~20분 낮잠으로 뇌를 리셋한다

스페인과 이탈리아 사람들은 긴 점심시간 동안 천천히 식사를 할 뿐만 아니라, 편안하게 낮잠을 자는 일도 많다고 합니다. 스페인에서는 이 낮잠 휴식을 '시에스타'라고 하지요.

시에스타만큼 길진 않더라도 15분 정도의 선잠도 충분히 효과가 있습니다. 이것을 '파워 냅'이라고 합니다(nap = 낮잠). 수면에 든 직후 논렘수면 상태로 가벼운 낮잠을 자면 뇌가 맑아진다고 합니다.

점심 식사 후 졸음이 엄습해서 힘든 시간대가 누구에게나 있을 것입니다. 그럴 때는 '열심히 활동하기 위해서!'라고 생각하고 전략적으로 낮잠을 자봅시다.

NASA(미국항공우주국)의 연구에 따르면 낮에 25분 정도 선잠을 잤을 경우, 인지 능력이 30%, 주의력이 54% 상승했다고 합니다. 낮잠은 뇌의 피로를 풀고 기능을 회복시키는 효과가 있습니다.

또 다른 연구에서는 **낮잠 습관이 알츠하이머와 심장병 위험을 줄여준다는 보고도 있습니다.** 이러한 낮잠의 효과가 널리 인정받게 되었고, 구글, 나이키, 애플과 같은 다국적 기업도 낮잠을 잘 수 있는 공간이나 낮잠용 수면 기기를 설치하는 등 짧은 낮잠을 권하고 있습니다.

단, 너무 오랫동안 낮잠을 자버리면 오히려 일어나지 못하고 쓸데없이 멍한데다 밤잠에도 악영향을 미칩니다. 저녁 이후의 선잠도 마찬가지입니다.

낮잠은 15~20분, 적어도 30분 이내로 자고 오후 3시 이전에는 깨도록 합시다. 시원하게 눈을 뜨고 싶다면 낮잠을 자기 전에 커피한 잔으로 카페인을 섭취하면 좋습니다.

누워서 자면 깊이 잠들어 일어나지 못할 수도 있으므로, 의자에 앉은 상태에서 낮잠을 자는 것이 좋습니다. 등받이에 기대거나 책상에 머리를 얹거나 가능한 편안한 자세로 낮잠을 자봅시다. 너무 밝아서 잠을 잘 수 없는 곳에서는 안대를 쓰는 것도 추천합니다.

향기가 잠의 깊이를 결정한다

식물에서 추출한 기름(에센셜 오일)을 사용한 아로마테라피(방향 요법)는 수면의 질을 높이는 효과가 있습니다. 오감이라고 불리는 감각 기능 중 냄새를 관장하는 후각은, 다른 감각과는 다른 신경 회로를 형성하기 때문입니다.

후각 정보는 시각이나 청각과는 달리 감정이나 본능, 자율신경에 직접 영향을 미칩니다. 시각, 청각 등의 정보는 사고와 언어 등을 담당하는 대뇌신피질을 거쳐 대뇌변연계로 보내지지만, 후각 정보는 직접 대뇌변연계로 보내져 시상하부로 전달됩니다. 대뇌변연계는 감정이나 본능(식욕이나 성욕, 수면욕 등)을 관장하는 부분, 시상하부는 자율신경이나 호르몬 분비를 조절하는 부분입니다.

따라서 이완 효과가 높은 향이 나는 오일을 사용하면, 마음이 편안해지고 졸음이 오거나, 부교감신경이 활성화되어 심신이 편안해지는 효과를 기대할 수 있습니다.

수면에 불만이 있는 사람은 밤에 자기 전 아로마 향기에 싸여 심신을 안정시키는 시간을 만들어봅시다. 라이트나 촛불로 오일을 따뜻하게 데워 향을 즐기는 아로마 디퓨저를 사용해도 좋습니다. 좀 더 간편하게 즐기고 싶다면 뜨거운 물을 담은 머그컵에 오일을 몇 방울 떨어뜨려 수증기와 함께 피어오르는 향을 즐길 수도 있습니다. 그 밖에 따뜻한 수건에 오일을 몇 방울 떨어뜨려 눈 찜질을 하거나, 티슈에 1~2방울 스며들게 해 머리맡에 두는 것도 좋습니다.

오일의 종류는 자신의 취향에 따라 이완 효과가 있는 것을 선택하면 좋은데, 다음 세 가지 오일에는 숙면 효과가 있다고 합니다.

✹ 라벤더 꽃 향. 긴장을 풀어주고 편안한 수면에 효과가 있는 스테디셀러 오일.

✹ 베르가못 감귤류 향. 기분을 상쾌하게 해준다.

✹ 샌달우드 백단향. 많이 사용하는 이국적이고 차분한 나무 향.

35 잡음이 숙면을 유도한다

잡음이라고 하면 '귀에 거슬리는 소리'라고 생각을 하는데, 숙면을 유도하는 잡음(소음)도 있습니다. 바로 '백색소음(화이트 노이즈)' 입니다.

백색소음은 인간의 귀에 들리는 모든 주파수 대역의 소리가 고르게 섞여 있는 잡음입니다. 구체적으로는 TV와 라디오에서 나오는 잡음, 환풍기, 드라이기, 선풍기 등 특정한 음색이나 리듬이 없는 소리가 백색소음에 해당합니다.

이런 잡음이 들리면 잠을 이루지 못할 것 같은데 왜 숙면 효과가 있을까요? 사실 **백색소음은 모든 주파수가 포함된 소리이기 때문에, 귀에 거슬리는 소리를 차단하는 효과가 있습니다.** 그래서 가족들이 내는 문을 여닫는 소리나 밖에서 들려오는 자동차 엔진 소리 같은 작은 소리 때문에 잠을 잘 수 없거나 자도 푹 자지 못한다면, 효과가 있습니다.

백색소음 자체는 억양이 없는 일정한 음이기 때문에, 뇌가 무의미한 소리라고 판단해서 신경을 쓰지 않게 됩니다. 당연히 수면에 지장을 주지 않는 경우가 많지요.

이명이 신경 쓰여 잠을 잘 수 없다는 사람을 치료하는 방법 중 하나로, '수면 중 이명과 비슷한 정도의 음량으로 음악을 틀어주는' 음향 요법이 있는데, 그때 백색소음을 사용하기도 합니다.

백색소음을 시도하고 싶다면 백색소음이 나는 무료 앱을 이용하거나, 음원 사이트에서 다운로드할 수 있습니다. 밤에 자기 전에 백색소음을 틀고, 잘 때 귀와 뇌를 쉬게 하기 위해서라도 잠이 든 후 1~2시간 이내에 백색소음이 끝나도록 설정합시다.

그러나 백색소음이 맞지 않는 사람도 있습니다. 그럴 때는 강물 흐르는 소리나 파도 소리, 모닥불 소리 등 자연환경에서 나는 소리도 잠을 청하는 효과가 있다고 알려져 있으니, 그런 자연의 소리를 배경음악으로 사용해봅시다.

악몽을 꾸게 하는 범인은 양말?

어떤 사람은 날이 추워지면 '발이 차가워 잠을 잘 수 없어서 양말을 신고 잔다'고 합니다. 하지만 양말을 신은 채 이불에 들어가는 것은 좋지 않습니다. 잠을 잘 자기는커녕 수면의 질을 떨어뜨릴 수 있기 때문입니다.

우리 몸 내부의 체온(심부 체온)은 아침부터 상승해 저녁에 가장 높아지고 밤에는 서서히 저하되어 졸음을 부릅니다. 사람은 다리와 손바닥에서 열을 방출해 심부 체온을 낮춥니다.

잘 생각해봅시다. 졸리면 손발이 따뜻해졌을 것입니다. 아기와 어린아이가 졸릴 때 손발이 따뜻해지는 것도 방열 때문입니다. 이때 발끝이 양말로 덮여 있으면, 열이 차서 심부 체온이 충분히 떨어지지 않아 잠이 잘 오지 않습니다.

또 양말을 신고 자면 잠이 안 와서 악몽을 꾸거나 발에 땀이 많이 나 오히려 발이 차가워지기도 합니다.

전기담요와 온수 팩도 같은 이유로 수면에 방해가 될 수 있으므로 그다지 추천하지 않습니다. 그래도 사용한다면 자기 전에 이불을 따뜻하게 하는 용도로 사용합시다.

그래도 **추워서 잠을 못 자겠다면 레그워머를 추천합니다.** 발목 혈관을 따뜻하게 해주기 때문에 발밑이 따뜻하게 느껴집니다. 또한 발의 혈액 순환이 잘 되면 발끝에서 열이 활발하게 방출됩니다.

이 밖에 목욕은 잠자기 전에 심부 체온을 원활하게 낮추는 데 도움을 줍니다.

목욕을 하고 일시적으로 체온을 올리면 혈관이 열려 열이 쉽게 방출되기 때문입니다. 그러나 목욕하고 바로 이불에 들어가면, 체온이 완전히 떨어지지 않은 상태여서 졸리지 않고, 땀을 흘려 몸이 식게 됩니다. 목욕은 잠자리에 들기 30분~2시간 전에 합시다.

또한 너무 뜨거운 물로 목욕을 하면 교감 신경이 활성화되어 잠이 달아나 버리니, 물의 온도는 40도 내외 약간 따뜻한 정도가 좋습니다.

스마트폰은 침실에 두지 않는다

밤에 잘 때 스마트폰은 어디에 놓여 있나요? 잠들기 직전까지 만지작거리고 있다가 손이 닿는 곳에 놔둔다는 사람이 대부분이 아닐까 싶습니다. 스마트폰을 알람시계 대신 사용하는 사람도 많을 테지요.

하지만 수면의 질을 높이고 싶다면 스마트폰은 침실에 두면 안 됩니다. 밤에 자기 전에 스마트폰을 사용하면 체내 시계가 잘못되기 때문입니다.

스마트폰이나 태블릿 단말기, PC, 게임기 등의 액정 화면에서 나오는 빛은 블루라이트라고 해서, 자외선 다음으로 파장이 짧고 눈 안쪽 망막까지 도달하는 강한 빛입니다.

블루라이트가 눈에 들어가면 수면과 각성의 리듬을 조절하는 멜라토닌 분비가 억제된다고 합니다.

멜라토닌은 밝은 빛을 받으면 분비가 억제되기 때문에, 낮에는 분비량이 적지만 저녁부터 밤사이에 분비량이 증가합니다. 그로 인해 밤에 잠이 와서 자연스럽게 잠을 청하게 되는 것이지요. 그런데 블루라이트를 받으면 뇌가 '아직 낮이라고' 착각해서 멜라토닌이 충분히 분비되지 않습니다. 그러면 정신이 말똥말똥해져 잠을 잘 수 없게 됩니다.

수면 리듬을 갖추려면 잠자기 2시간 전쯤부터 스마트폰과 같은 전자 기기를 사용하지 않는 것이 가장 좋습니다. 적어도 침실에서는 사용하지 말아야 합니다. 침실에 두어도 사용하지만 않으면 된다고 생각하고 머리맡에 두면, 시간을 알고 싶거나 메시지가 왔다는 알림음이 들릴 때 무심코 확인하게 될 것입니다. 그렇게 하지 않아도 무의식적으로 스마트폰을 만지작거리는 사람도 적지 않을 테지요. 스마트폰 화면을 보지 않도록 잠자리에 들 때는 아예 다른 방에 스마트폰을 놓아두는 습관을 들입시다.

당연히 방의 조명도 어둡게 해야 합니다. 침실뿐만 아니라 거실 조명도 좀 어둡게 하거나 간접 조명만 켜놓으면, 뇌가 '이제 잘 시간'이라고 생각합니다.

마우스 테이프로
수면의 질을 향상시킨다

입 호흡은 우리 몸에 해롭기 때문에 92쪽에서 설명한 대로 코호흡으로 전환해야 합니다.

하지만 잠든 상태에서는 입이 저절로 벌어지는 사람도 상당히 많습니다. 누운 상태에서 입을 벌리고 있으면 혀가 목구멍으로 떨어져버립니다. 게다가 잠을 자면 혀 근육의 긴장이 느슨해져서 불필요하게 기도를 압박합니다.

그러면 호흡이 어려워져서 코를 골거나 기도가 완전히 막혀 무호흡 상태가 됩니다. 그러면 아무리 많이 자도 피로가 풀릴 리가 없습니다.

아침에 일어나면 목이 아프거나, 자주 코를 고는 사람, 7시간을 자도 개운치 않은 사람은, 자고 있을 때 입으로 호흡하고 있을 가능성이 큽니다. 이런 사람은 자고 있을 때도 입이 벌어지지 않도록 입술에 붙이는 마우스 테이프를 이용해봅시다.

그림 14 마우스 테이프 붙이는 법

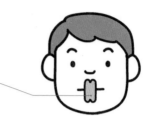

5cm 정도로 자른 테이프를 입술 중앙에 세로로 붙여 입이 벌어지지 않도록 고정하고 잔다.

입 호흡을 하는 사람은 잊지 말고 혀 훈련(96쪽)도 하자!

마우스 테이프로는 피부에 좋은 의료용 테이프(서지컬 테이프나 반창고 등)를 사용합니다. 또는 시판되고 있는 전용 테이프를 사용해도 좋습니다.

수면 중 입 호흡을 개선하면 숙면을 취할 수 있을 뿐만 아니라, 감기에 잘 걸리지 않고, 코골이가 줄어듭니다. 또 밤에 화장실을 가기 위해 잠에서 깨는 것도 방지하고, 피부가 깨끗해지는 효과도 기대할 수 있습니다.

도저히 잠이 오지 않는다면 약한 수면제를 복용하자

생활 습관을 개선하고 다양한 방법을 시도해봤지만 도저히 잠이 오지 않을 때나, 평소 가벼운 불면증이 있는데 '오늘은 꼭 자고 싶을' 때는 의사와 상담한 후 수면제를 사용하는 것도 한 방법입니다.

수면제라고 하면 '수면제에 의존하게 되어 수면제 없이는 잠을 잘 수 없게 된다' '아침에 제대로 일어나지 못할 것 같다' '몸에 안 좋을 것 같다'와 같은 부정적인 이미지가 있어 꺼리는 사람이 많습니다.

물론 오랫동안 사용해온 '벤조디아제핀 계열 수면제'는 뇌의 신경 활동을 억제해 불면증에 효과가 좋지만, 근육을 이완시켜서 휘청거림 등 부작용이 생기기 쉽고, 의존성도 높다는 문제점이 있었습니다.

그러나 그 후 벤조디아제핀 계열이 아닌 약도 등장했으며, 그중에는 부작용과 의존성이 적은 약도 있습니다. 그중 하나가 '오렉신 수용체 길항제'입니다.

오렉신은 뇌의 각성을 촉진하는 신경전달물질입니다. 오렉신 수용체 길항제에는 오렉신 수용체를 차단해 이 올레신의 작용을 억제함으로써 수면을 촉진하는 작용을 합니다. **잠이 잘 와서 수면시간을 늘리는 효과를 기대할 수 있습니다.**

또한 벤조디아제핀 계열 수면제처럼 휘청거리는 증상이 거의 없고, 약의 용량을 줄이거나 중단해도 불면증이 심해지지 않아 의존증이 되지 않습니다. 또한 비교적 빨리 효과가 나타나는 것으로 알려져 있습니다.

잠이 안 와서 고민하는 사람은 수면제를 사용하는 것도 고려해 주치의나 수면 전문의와 먼저 상의해봅시다. '병도 아니고 잠이 안 올 뿐'이라며 망설이다 보면, 증상이 악화되거나 또 다른 증상이 나타나 상태가 나빠질 수 있으니 참기만 하는 것은 좋지 않습니다. 그때 오렉신 수용체 길항제를 복용해보고 싶다고 한번 의견을 말해봅시다.

제 6 장

멘탈 강화로
염증 제로

염증을 증가시키는
스트레스를 빨리 해소한다

정신적 스트레스가 여러 가지 질병의 원인 중 하나라는 것은 잘 알려져 있습니다. 그런데 거기에 만성 염증이 관련이 있다고 생각할 수 있습니다.

예를 들어, 업무로 인한 과로나 인간관계 갈등이 원인인 우울증은, 염증과도 관련이 있다며 주목하고 있습니다. 덴마크의 한 연구에서 7만 명 이상의 사람들을 대상으로 고감도 CRP 검사를 했더니, 사회적 스트레스가 많고 우울증 진단을 받은 그룹은 대조군보다 CRP 수치가 더 높았습니다. 또 실험용 쥐에게 스트레스를 계속 주면, 뇌에 염증을 일으키는 사이토카인이 생성되어 염증이 생기고 우울증과 비슷한 증상이 나타난다는 일본의 연구 결과도 있습니다.

이러한 결과만으로 우울증과 만성 염증의 관계가 증명된 것은 아니지만, **스트레스가 뇌와 몸에 염증을 일으키는 것으로 보입니다.**

스트레스에 따른 신체 변화로 잘 알려진 것이 자율신경과의 연관성입니다.

스트레스는 자율신경의 균형을 깨뜨리고 만성 염증을 유발합니다. 과도한 스트레스가 가해지면, 교감신경이 활성화되어 부교감신경으로 전환이 쉽지 않기 때문입니다. 교감신경은 혈당을 높여서 당화가 일으키기 쉽습니다. 결과적으로 체내의 최종당화산물이 증가하지요. 이 밖에 '장은 마음의 거울'이라는 말도 있듯이, 장 염증으로 일어나는 과민성 대장 증후군과 궤양성 대장염 등도 스트레스가 원인이라고 밝혀졌습니다.

이처럼 **정신적인 스트레스는 몸에 다양한 영향을 미치며 염증을 일으킵니다.** 그리고 스트레스가 해소되지 않고 점점 누적되면 염증이 만성화됩니다.

만성 염증을 예방하기 위해서는 스트레스와 잘 공존하는 자신만의 방법을 찾아서 실천하는 것이 필수적입니다.

스트레스 정도를
수치화한다

스트레스를 관리하는 데 첫 번째로 중요한 것은 '자신의 스트레스를 자각하는 것'입니다. '자신이 모르는 사이에 스트레스가 한계에 도달하는' 일이 없도록, 어떤 스트레스가 얼마나 쌓여 있는지 파악하고 신속하게 대처합시다.

어떤 사람들은 '걱정이 없어서 스트레스도 없다'고 말하기도 하지만 그렇지 않습니다. 스트레스의 원인이라고 하면 업무상 실패, 부부간의 불화 같은 부정적인 사건을 떠올리겠지만, **사실은 승진이나 결혼 같은 기쁜 일도 스트레스로 작용합니다.**

이것은 어떻게 보면 당연한 일입니다. 아무리 기분 좋은 변화라도 환경이 바뀌면 '새로운 상사와 부하직원과의 대처' '파트너와의 생활 방식 차이' 등에 적응하기 위해 에너지를 소모하기 마련입니다. 기쁨과 보람 뒤에는 자신도 모르게 스트레스를 받을 수도 있습니다.

그렇게 되지 않으려면 빨리 스트레스를 깨닫고 대처할 수 있도록 스트레스 신호를 놓치지 않아야 합니다.

스트레스는 '의욕 상실' '짜증'과 같은 마음의 변화뿐만 아니라, '식욕 부진이나 과식과 같은 식욕 이상' '피곤이 풀리지 않는 것' '잠이 잘 오지 않는 것' '가슴 두근거림' 등 신체 변화로 나타날 수도 있습니다. 이러한 정신적·육체적 증상을 빨리 알아채고, 스트레스를 받고 있다는 것을 깨닫는 게 중요합니다.

먼저 다음 페이지 '생애 주요 이슈로 인한 스트레스 정도 확인' 에서 자신의 스트레스를 확인해봅시다.

이것은 최근 자신에게 일어난 일을 되돌아보고 스트레스 정도를 추측하는 테스트입니다. 스트레스 정도를 수치화할 수 있어서 어느 정도 스트레스를 받고 있는지 객관적으로 파악하는 데 도움이 됩니다.

그림 15 생애 주요 이슈로 인한 스트레스 정도 확인

'지난 1년 동안 내게 일어난 일'을 확인하고 점수를 더해 합계를 낸다. 지금 당신의 스트레스 정도를 알 수 있다.

항목	점수	항목	점수
☐ 배우자의 죽음	83	☐ 수입 감소	58
☐ 회사의 도산	74	☐ 인사 이동	58
☐ 친지의 죽음	73	☐ 노동조건의 큰 변화	55
☐ 이혼	72	☐ 배치 전환	54
☐ 부부간의 별거	67	☐ 동료와의 인간관계	53
☐ 이직	64	☐ 법률적 문제 발생	52
☐ 본인의 병이나 부상	62	☐ 상사와의 갈등	52
☐ 바빠서 쌓인 심신의 피로	62	☐ 발탁에 따른 배치전환	51
☐ 3천 만원 이상의 빚	61	☐ 자녀가 집을 떠남	50
☐ 업무상 실수	61	☐ 결혼	50
☐ 독립 창업	61	☐ 성적 문제·장애	49
☐ 단신 부임	60	☐ 부부싸움	48
☐ 좌천	60	☐ 가족이 늘어남	47
☐ 가족의 건강과 행동의 큰 변화	59	☐ 수면 습관의 큰 변화	47
☐ 회사 재건	59	☐ 동료와의 갈등	47
☐ 친구의 죽음	59	☐ 이사	47
☐ 회사의 흡수합병	59	☐ 주택담보대출	47

항목	점수	항목	점수
☐ 자녀의 시험 공부	46	☐ 일의 페이스 · 활동이 늘어남	40
☐ (배우자 · 자신의) 임신	44	☐ 본인의 승진	40
☐ 고객과의 인간관계	44	☐ 배우자가 일을 그만둠	40
☐ 일의 속도 변화	44	☐ 업무 예산 부족	38
☐ 정년 퇴직	44	☐ 자기 습관의 변화	38
☐ 부하와의 갈등	43	☐ 개인적 성공	38
☐ 일에 몰두	43	☐ 배우자가 일을 시작함	38
☐ 주택 환경의 큰 변화	42	☐ 식습관의 큰 변화	37
☐ 직장의 사무자동화	42	☐ 여가활동이 줄어듦	37
☐ 가족 구성원의 변화	41	☐ 업무 예산의 충실	35
☐ 자녀가 새 학교에 감	41	☐ 장기 휴가	35
☐ (가벼운) 법률 위반	41	☐ 직장의 인원 증가	32
☐ 동료의 승진	40	☐ 여가활동이 늘어남	28
☐ 기술혁신의 진보	40	☐ 수입 증가	25

결과

합계 _____ 점

합계 260점 이상 / 스트레스가 많은 상태이므로 주의가 필요하다.
300점 이상 / 스트레스가 과도하게 쌓인 상태이며 병에 걸릴 위험도 크다.

※ 오사카쇼인여자대학 명예교수 나쓰메 마코토 팀이 발표한 내용을 근거로 작성함.

술 담배보다
몸에 해로운 외로움

미국 브리검영대학 줄리언 홀트 랜드스테드 교수의 연구에 따르면, 흡연은 사망 위험을 약 1.6배, 과도한 음주는 약 1.4배 높이는데 비해, 사회적 고립은 사망 위험을 1.9배나 높인다고 합니다. 다시 말해서, **사람과의 교류가 적은 것이 술과 담배보다 해롭다는 뜻입니다.**

게다가 후속 연구에서는 외로움과 혼자 사는 것 또한 건강에 좋지 않은 것으로 나타났습니다. 고립되어 외로움을 느끼는 상황은 몸과 마음에 스트레스를 줍니다.

혼자 사는 사람, 재택근무를 하는 사람, 고령으로 항상 집에 있는 사람들은 특히 '매일 다른 사람과의 소통'을 의식합시다.

친구들과 식사를 하거나 자원봉사를 하거나 취미 동아리에 참여하는 등 사람을 만날 기회를 최대한 만드는 것이 최선입니다. 또한 전화 통화만으로도 '힐링 호르몬'이라고 불리는 옥시토신이 분

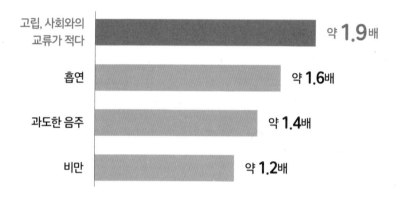

그림 16 사망 위험

'고립'은 사망 위험을 압도적으로 높인다!

고립, 사회와의 교류가 적다	약 **1.9**배
흡연	약 **1.6**배
과도한 음주	약 **1.4**배
비만	약 **1.2**배

비된다고 합니다. 스마트폰이나 컴퓨터 앱을 이용한 영상 통화도
좋습니다.

시간이 없거나 상대방과 사정이 맞지 않을 때는 메신저나 메일
을 주고받음으로써 외로움을 줄일 수 있습니다. 코로나19 확산을
기점으로 사람을 만날 기회가 줄어든 만큼, 의식적으로 사람들과
소통하는 시간을 늘려가도록 합시다.

'아픈 사람의 사진'을 보지 않는다

2011년 브리티시컬럼비아대학에서 진행한 연구에 따르면, '감기에 걸린 사람의 사진'을 본 피험자의 혈액을 조사했더니 염증성 사이토카인의 일종인 인터류킨6의 수치가 상승했습니다. **'감기에 걸린 사람의 사진만 봐도' 몸에 염증이 생긴다**는 뜻이지요.

인간은 모방 세포 또는 공감 세포로 불리는 거울 신경 세포를 가지고 있는데, 아프거나 다친 사람을 보면 실제로 힘들어지거나 고통을 느낍니다. 타인의 부정적인 정보를 접하는 것만으로 마치 자신이 경험한 듯한 스트레스를 받을 수 있는 것이지요.

그런데 같은 연구에서 '총이 겨누어진 사람의 사진'을 본 피험자에게서는 인터류킨6가 거의 증가하지 않았습니다. 이 결과로부터 질병과 같은 정보를 접하면 몸에 염증이 생길 수 있지만, 그것이 반드시 감정과 연동된 것은 아니라는 점을 추정할 수 있습니다. 부정적인 정보에 괴로움을 느껴도 몸에 염증이 발생하지 않을 수도 있고, 반대로 그런 느낌이 없는데도 자신도 모르게 염증이 생길 수도 있습니다. 그러니 자신이 어떻게 느끼는지와 상관없이 '부정적인 정보 자체'를 접할 기회를 의식적으로 줄여봅시다.

현대인은 온종일 스마트폰과 PC를 통해 수많은 정보를 얻습니다. 또한 **'부정 편향'이라고 해서 사람은 부정적인 정보에 더 집중하고 그것을 잘 기억하는 특성이 있지요.** 많은 정보를 받으면 자연스럽게 나쁜 소식만 눈과 귀에 들어옵니다.

나쁜 정보만 걸러서 보지 않는 것은 불가능하므로 좋든 나쁘든 정보 자체를 차단하는 시간을 내보는 것도 좋겠습니다. 먼저 전자 기기를 사용하는 시간을 줄일 수 있는 방법을 찾아봅시다. '출퇴근 시간에 책 읽기' '잠자기 2시간 전에 스마트폰 끄기' 등 내가 할 수 있는 것부터 시작합시다.

'나는' 대신에 내 이름을 말한다

사람은 수다스러운 생물입니다. 남과 대화하지 않을 때도 소리 내어 말하진 않지만 마음속으로 끊임없이 자신에게 말을 겁니다. '힘내야지' '오늘 점심은 뭘 먹지?' 등 자신에게 묻는 횟수는 하루에 4만~7만 번이라고 하는데, 이런 마음속의 혼잣말을 '셀프 토크'라고 합니다. 그리고 매일 수만 번 반복되는 셀프 토크를 잘 이용하면 스트레스를 줄일 수 있습니다.

방법은 아주 간단합니다. '삼인칭을 사용하는 것'이지요. 즉, '나는 더 노력해야 한다'는 1인칭의 자기 시점이 아니라, '철수야 (자기 이름), 힘내라!'라고 제삼자의 시점에서 자신에게 말을 걸면 됩니다.

미시간대학에서는 보는 사람이 동요할 만한 이미지를 보여주거나 과거의 불쾌한 일을 생각나게 한 다음, 마음속으로 '나는 왜 동요하는 걸까?'라고 1인칭으로 셀프 토크를 한 경우와, '톰(자기 이름)은 왜 동요하는 걸까?'라고 3인칭으로 셀프 토크를 한 경우로 나누어 뇌 혈류와 뇌의 반응(사건 관련 전위)을 조사하는 실험을 했습니다. 그 결과, **3인칭을 사용하는 것이 뇌에 부담을 주지 않고 감정을 조절할 수 있다**는 사실을 알게 되었습니다. 즉, **3인칭이 스트레스를 덜어준다**는 뜻이지요.

이것은 '메타 인지'에 따른 효과라고 볼 수 있습니다. 메타 인지는 타인의 시점에서 객관적으로 자신을 바라보는 것인데, 냉철한 관점으로 자신의 기분과 상황을 파악하고 분석함으로써 감정을 잘 조절할 수 있게 됩니다.

가능하면 평소에 '3인칭'를 사용해서 혼잣말을 해봅시다. 특히 긴장하거나 불안하거나 우울할 때는 의식적으로 그렇게 해봅시다.

'○○(내 이름)은 왜 짜증이 나지?' '지금 ○○의 고민을 해결하려면 어떻게 해야 할까?'라고 마치 다른 사람의 고민을 생각하는 것처럼 자신에게 물어보는 것이지요.

매일 '세 가지 좋은 일' 적기로 행복지수를 높인다

정신 건강을 유지하려면 스트레스를 쌓아두지 말고 부지런히 발산하는 것이 중요합니다.

그날의 스트레스는 그날 풀 수 있으면 최고지요.

그래서 추천하는 방법은 하루의 끝자락에 '세 가지 좋은 일 (Three Good Things)'을 적는 것입니다.

이것은 미국의 심리학자 마틴 셀리그먼이 제창한 방법으로 스트레스를 해소하고 행복지수를 높이는 효과가 있다고 알려져 있습니다.

실천 방법은 간단합니다. '세 가지 좋은 일'이라는 말 그대로 밤에 자기 전에 그날 있었던 '잘된 일' 세 가지를 적습니다. 염증 제로 습관 43에서도 언급했듯이, 사람은 아무래도 부정적인 정보가 기억에 남기 쉽지요. 하지만 긍정적인 일들을 의식적으로 떠올리고 되새기면 긍정적인 기분을 느낄 수 있기 때문에, 그날의 기분을 싹 초기화하고 새로운 마음으로 새로운 날을 맞이할 수 있습니다.

구체적으로는 '아침에 상쾌하게 일어날 수 있었다' '한정 메뉴를 먹었는데 정말 맛있었다' '돌아오는 기차에서 드물게 앉을 수 있었다' 등 어떤 사소한 것이라도 괜찮습니다. 좋았던 일을 생각만 하지 않고 글씨를 써서 시각적으로 인지하면 더 강렬하게 머리에 새겨지기 때문에 효과가 더 커지지요. 이것을 습관화하면 자연스럽게 뇌가 '좋은 일'을 찾게 된다고 하니 행복감도 올라갈 것입니다.

셀리그먼의 연구에서는 **'1주일간 "세 가지 좋은 일" 적기를 실천하면 6개월간 행복지수가 높아지고 우울증세가 가벼워진다'**는 결과가 나왔습니다. 또 지속적으로 하면 효과가 더 좋아진다고 합니다.

밤에 자기 전이 되면 불쾌했던 일이 생각나서 끙끙거리거나 짜증이 나는 사람도 많을 것입니다. 그런 사람은 꼭 잠들기 전에 '세 가지 좋은 일 적기'를 습관화합시다.

상쾌한 마음으로 잘 수 있어서 숙면 효과가 있는데다 자기 긍정감도 높아진다고 합니다.

스마트폰 스트레스로부터 뇌를 해방시킨다

스마트폰은 이미 사람들에게 필수품이 되었습니다. 그와 동시에 스마트폰이 뇌에 미치는 악영향 또한 도마에 오르고 있습니다.

스마트폰을 손에 쥐기만 하면 다양한 정보를 얻을 수 있습니다. 그것은 매우 편리하지만 정보를 처리하는 뇌에 많은 부담을 줍니다. 입력되는 정보가 엄청나게 증가해, 스마트폰을 지나치게 사용하면 뇌에 펑크가 나고 '뇌 피로' 상태에 빠지게 됩니다. 이어서 뇌의 기능이 저하되면서 집중력이 없어지거나 건망증이 잦아지고 감정 조절 능력도 떨어집니다. 사소한 일로 짜증이 나고 우울해지고 심리 상태가 약해지지요.

실제로 여러 연구에서 SNS를 5시간 이상 이용하는 젊은이들은 기분이 우울해지는 비율이 높다는 결과가 나왔습니다. 또 일본의 고등학생 295명을 대상으로 한 연구에 따르면, 하루 2시간 이상 스마트폰으로 SNS나 온라인 채팅을 하는 사람은 우울증에 걸릴 위험이 컸습니다.

그렇다고 해서 스마트폰을 완전히 놓을 수는 없을 것이고 그럴 필요도 없습니다. 스마트폰도 사용하기 나름이지요. **지금보다 조금 더 사용 시간을 줄여서 '과용'을 방지하는 대책을 세웁시다.**

예를 들어, 스마트폰을 얼마나 사용하는지 파악한 다음 '지금보다 사용 시간을 1시간 줄인다'와 같은 목표를 세우거나, '출퇴근 시에는 사용하지 않는다' '식사 중에는 가방에 넣어 둔다' '게임은 한 번에 최대 ○○분까지' 등 규칙을 정해두면 좋습니다. 또 아무래도 의지가 약하다면 스크린 타임을 설정해서 강제로 사용 시간을 제한하는(시간이 다 되면 자동으로 꺼지는) 기능을 이용하거나 디지털 디톡스 앱을 활용할 수도 있습니다. 어떤 사람은 설정 시간 동안에는 열리지 않는 상자에 스마트폰을 넣어두기도 합니다.

어떤 식으로든 자신에게 적합한 방법을 찾아 스마트폰 스트레스로부터 우리 뇌를 해방시켜줍시다.

47

머리를 비워냄으로써
고민을 피한다

누구나 고민이 있기 마련이지만, 부정적인 사고를 자주 하는 사람들 중 상당수는 과거의 실패를 뉘우치고 낙담하거나, 노후에 대한 막연한 불안함을 느끼면서 우울해하는 등, 답이 없는 고민에 빠지는 경향이 있습니다.

과거에 일어난 일은 바꿀 수 없고, 미래에는 무슨 일이 일어날지 모르기 때문에 위와 같은 일은 사실 아무리 생각해도 어쩔 도리가 없습니다. 그저 스트레스를 받고 심신이 망가질 뿐이지요.

그럴 때 도움이 되는 게 마인드풀니스입니다. 마인드풀니스는 마음챙김이라고도 번역하는데, 지금 여기에 집중하는 명상법이다. 현재에 마음을 집중함으로써 머릿속에서 쓸데없는 생각을 몰아내어 스트레스를 덜 느끼게 하는 것입니다. 결과적으로 **기분이 안정되고, 뇌의 피로가 풀려 집중력과 판단력이 높아지며, 수면의 질이 향상되고, 고혈압·우울증과 같은 질병이 발병할 위험이 감소하는**

등 다양한 효과가 있다고 알려져 있습니다.

그 효과는 과학적으로도 입증되었습니다. 마음챙김이 심신에 미치는 영향을 조사하는 연구가 꾸준히 진행되고 있으며, 우울증의 재발 위험을 줄이고 만성 통증에도 효과가 있는 것으로 알려지면서 의료 현장에서도 활용하고 있습니다. 또한 구글과 애플 등 세계적인 대기업이 직원연수에 도입한 것을 아는 사람도 많을 것입니다.

명상이라고 하면 왠지 어려울 것 같다고 생각하는 사람도 있을 테지요. 하지만 걱정할 필요 없습니다. 요령만 알면 누구나 할 수 있습니다. 그 순간 자신이 느끼는 것, 자신의 눈앞에 있는 것에 의식을 향하면 됩니다. 그러면 '지금 여기'에 집중할 수 있습니다. 초보자라면 먼저 호흡에 집중하는 방법부터 시도해봅시다(166쪽).

다음 페이지를 보고 매일이 아니더라도 지속적으로 연습하면 서서히 마음을 능숙하게 전환할 수 있게 될 것입니다.

그림 17

마음챙김 1 　호흡에 집중한다

1

의자에 얕게 앉아 등을 펴고 양손은 무릎 위에 놓는다. 몸에 힘을 주지 않은 편안한 상태에서 가볍게 눈을 감는다.

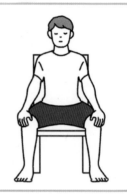

2

숨을 코로 들이마시고 코로 내쉬기를 반복한다. 숨을 들이마셨을 때 배와 가슴이 부풀어 오르는 것을 의식하고, 숨을 내뱉을 때 배와 가슴이 쑥 들어가는 것을 의식한다. 마음속으로 '부푼다' '쑥 들어간다'라고 중얼거려도 된다.

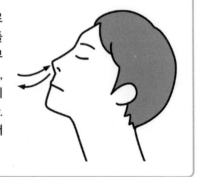

Point

처음에는 2~3분 동안 해보고 익숙해지면 10분 정도로 늘린다. 잡념이 떠올라서 의식이 다른 곳에 가도 신경 쓰지 말자. 그때마다 호흡으로 의식을 되돌리면 된다.

마음챙김 2   보행에 집중한다

어깨 힘을 빼고 팔을 흔들면서 천천히 걸으며 발바닥에 전해지는 지면의 감촉에 집중한다. 마음속으로 '오른발, 왼발……' 이라고 말하면서 걸어도 좋다.

Point

실내나 공원 등 안전한 장소에서 한다.

마음챙김 3   풍광과 소리에 집중한다

편안한 공간에서 하늘에 떠 있는 구름이 모양을 바꾸며 흘러가는 모습, 바람에 나뭇잎이 흔들리는 소리 등 풍광과 소리에 의식을 집중한다. 그저 눈에 들어오는 것, 귀에 들어오는 것에만 의식을 두자.

'가능한 10%'에만 주력, 90%는 포기

지금 거대 하이테크 기업들이 모인 미국 실리콘밸리를 비롯해서 전 세계에서 주목받는 철학이 있습니다. 그것은 기원전 3세기경 그리스 철학자 제논이 창시한 스토아학파의 철학입니다. 비교적 실천하기 쉬워서 현대 사회를 살고 있는 우리에게도 도움이 되기 때문에 일본에서는 다양한 서적이 출시되어 화제가 되었습니다.

스토아학파의 철학 중에서도 특히 스트레스를 통제하는 데 도움이 되는 것이 있는데, 바로 '자신의 힘으로 통제할 수 있는 것과 할 수 없는 것을 나누는' 것입니다.

예를 들어, 마음챙김 항목에서도 언급했듯이 자신이 예전에 한 실수와 실패 등 과거에 일어난 일은 바꿀 수 없습니다. 즉, 이제 와서 통제할 수 없는 일이지요. 그것을 '어떻게 할까'라고 끙끙거리는 것은 시간 낭비일 뿐입니다.

자신의 힘으로 어쩔 수 없는 일은 집요하게 생각하지 말고 내려놓

습니다. 그리고 스스로 할 수 있는 일에만 힘을 쏟습니다. 이것을 기억하기만 해도 뇌에 걸린 부하를 줄이고, 무의미한 불안과 부정적인 추측을 배제할 수 있습니다.

흔히 '타인은 바꿀 수 없다. 바꿀 수 있는 것은 나뿐'이라고 하는데, 이것도 스토아학파의 철학입니다. 다른 사람의 언행에 휘둘릴 때가 있는데, 그때 상대방의 사고방식이나 행동을 강제로, 게다가 자신이 생각하는 대로 바꾸려고 하면 백발백중 실패합니다. 내가 할 수 있는 것은 '저 사람은 저렇게 말하고 행동하는 사람'이라고 수용하고(어떤 의미에서는 포기하고), '그렇다면 나는 무엇을 할 수 있을까?'를 생각해서 최선책을 선택하는 것입니다.

'자신의 힘으로 할 수 없는 일을 하려고 하지 않는다(고민하지 않는다)'고 정해두면 마음이 한결 가벼워질 것입니다.

어떤 일로 벽에 부딪혔을 때는 우선 자신이 할 수 있는 것과 할 수 없는 것을 구별해 선을 긋는 것부터 시작해봅시다.

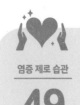

최악의 상황을 상정한다

앞에서 소개한 스토아학파 철학을 바탕으로 한 사고법 중 하나로, 부정적 시각화(Negative visualization)가 있습니다. 시각화는 본래 이상적인 이미지를 구체적으로 떠올려 잠재력을 이끌어내는 이미지 트레이닝의 일종인데, 부정적 시각화는 반대로 최악의 상황을 상상해서 마음을 다스리는 방법입니다.

부정적인 생각을 하면 스트레스를 받아 심리적으로 나쁜 영향을 줄 것 같지만, 사실 부정적인 이미지는 '어디까지나 상상 속의 것'이라는 점이 핵심입니다. **아직 일어나지 않은 나쁜 상황을 상상함으로써 현실을 긍정적으로 다시 파악하는 효과가 있습니다.**

그 결과 현 상황에 대한 과도한 불안과 불만이 사라지고 마음이 안정됩니다.

구체적인 방법은 다음과 같습니다.

✸ ① 자신이 '감사하거나 복 받고 있다'라고 생각하는 것을 적습니다. 예를 들면, '건강한 것' '보람을 느끼는 일이 있는 것' 등.

✸ ② ①에서 적은 것이 최악의 상황이 되는 경우를 상상합니다. 예를 들어, 병에 걸려 일을 쉬어야 한다거나 실직해서 이직해야 하지만 좋은 일자리를 찾을 수 없는 경우를 상상하는 것이지요.

✸ ③ ①에서 적은 내용을 재차 검토해보고 자신의 상황이나 가지고 있는 것에 대해 더 많이 감사해봅니다.

일반적으로 정신 건강을 위해서는 '사물을 긍정적으로 보라'고들 하지만 아무리 그렇게 하려고 해도 저도 모르게 부정적인 생각이 떠오르는 경우가 많습니다. 이것은 인간의 방어 본능과도 관련이 있습니다. 그럴 때는 그 부정적 사고를 역이용한 이미지 트레이닝을 해봅시다.

스트레스 대처법 목록을 갖고 다닌다

스트레스의 본질은 사람마다 제각각이며 스트레스를 다루는 방법도 다양합니다. 또한 그 사람의 성격과 생활환경에 따라서도 달라지지요. **마음의 건강을 잘 관리하려면 나름의 스트레스 대처법을 알아두는 것이 관건입니다.**

심리학에서는 스트레스에 대처하기 위한 행동을 코핑(coping)이라고 합니다. 스트레스 해소에 도움이 되는 방법을 나열해서 나만의 코핑 리스트를 만들어서 갖고 다녀봅시다.

여기서 중요한 것은 100개를 목표로 최대한 많이 리스트를 작성하는 것입니다.

효과가 없으면 다음 방법을 시도하면 됩니다. 그때그때 하기 쉽고 효과적인 '스트레스 대처법'을 선택할 수 있기 때문이지요.

그림 18   '나만의 코핑 리스트'를 만들자

내가 생각할 수 있는 '스트레스 대처 방법'을 최대한 많이 써 내려간다.
100개를 목표로 한다.

	어느 50대 여성의 코핑 리스트		
1	단것을 먹는다	25	수영을 한 뒤 맥주를 마신다
2	디저트 잡지의 특집 기사를 보고 즐긴다	26	즐겁게 테니스를 친다
3	맛집을 찾는다	27	휴양지에서 테니스를 친다
4	맛집에 간다	28	아이의 어린 시절을 회상한다
5	친구와 맛집에 함께 간다	29	아이의 웃는 얼굴을 떠올린다
6	친구와 가게에서 수다를 떤다	30	아이와 쇼핑하러 간다
7	가족끼리 여행을 간다	31	성묘를 하고 온다
8	가족과 해외에 간다	32	나를 사랑해주신 할머니를 떠올린다
9	가끔 남편과 데이트를 한다	33	근처 편의점 점원의 미소 띤 인사
10	남편과 크루즈 여행을 한다	34	스트레칭을 한다
11	남편과 포옹을 한다	35	휴일에 마음껏 꿀잠을 잔다
12	찜해둔 코트를 산다	36	드라마를 한꺼번에 다시 보기를 한다
13	나에 대한 상으로 목걸이를 산다	37	집안일을 하지 않는 하루를 보낸다
14	전동 자전거를 산다	38	아침 햇살을 받는다
15	큰소리로 노래를 한다	39	예쁜 노을을 감상한다
16	친구와 노래방에 간다	40	맑은 날에 별이 빛나는 하늘을 본다
17	직장 동료와 술을 마시러 간다	41	맑은 날 이불을 널어 포근하게 한다
18	직장 동료와 상사 뒷담화를 한다	42	셔츠를 다림질한다
19	친정에 쉬러 간다	43	바느질을 한다
20	친정 부모님과 추억을 이야기한다	44	깜찍한 쇼핑백을 만든다
21	동급생이었던 사람과 추억을 이야기한다	45	귀여운 무늬의 마스크를 만든다
22	칼로리가 높은 식사를 마음껏 한다	46	욕조에서 시간을 보낸다
23	잡지에 나온 레스토랑에 간다	47	화장실을 반짝반짝하게 청소한다
24	수영장에서 실컷 헤엄친다	48	주방을 깨끗이 청소한다

✦ 후기

명의나 약보다 안 아픈 것이 낫다

저는 후쿠오카 현에 미라이 클리닉을 개업해 원장으로 일하고 있습니다.

매일 많은 환자와 마주하면서 느끼는 점이 있습니다. 바로 몸이 건강하려면 명의보다는 '병들지 않는' 예방법이 훨씬 중요하다는 것입니다.

나이가 들수록 면역력과 회복력이 떨어집니다. 병에 걸린 뒤 치료하면 아무래도 신체 기능과 체력이 저하되므로 원래 몸으로 완전히 돌아오지 않습니다. 물론 여러분이 아프면 시간과 돈을 써야 합니다.

건강하고 의미 있는 삶을 살기 위해서는 '병에 걸리지 않는 몸을 만들어야' 합니다. 의사로서 저는 아픈 환자를 진료할 뿐만 아니라, '아프지 않기 위한 몸을 만들기 위해' 예방의료에도 힘쓰고 있습니다.

지금까지도 입 호흡을 개선하는 '아이우베 체조'와 허리와 다리를 중심으로 몸의 통증을 개선하는 '유비노바 체조'를 고안해 환자를 상대로 지도했습니다. '아이우베 체조'는 지금 일본에서 500개 이상의 보육원과 학교, 병원 등에 도입되었지요.

하지만 제가 직접 진료할 수 있는 환자의 수에는 한계가 있습니다. 그래서 시작한 것이 책 집필과 출판입니다. 책을 통해 예방의학의 중요성과 구체적인 방법을 많은 이에게 전하고 싶었습니다.

많은 환자가 이렇게 말합니다.
"건강을 신경 써서 매일 낫토를 먹고 있어요."
"영양제로 부족한 영양을 보충하고 있습니다."
물론 이것은 매우 바람직한 일입니다.

다만 좀 신경이 쓰이는 것은 사람들 대부분은 '좋은 일을 추가하는 데는 열심이지만, 나쁜 습관을 없애는 데는 소극적'이라는 점입니다.

건강을 나타내는 물탱크가 있다고 칩시다. 건강에 '플러스'인 일을 하면 물이 점점 차오르면서 몸이 건강해집니다. 반면 '마이너스'인 일을 하면 물탱크에 구멍이 생기지요. 술을 마시거나 담배를 피우거나 단것을 지나치게 먹는 등, 몸에 '마이너스'인 일을 하면 염증이 증가합니다. 염증이 생기면 물탱크가 손상되어 구멍이 뚫리기 때문에 플러스 행동을 해서 열심히 모은 물이 점점 새어 나갑니다.

이래서는 아무리 시간이 흘러도 건강 물탱크에 물이 가득 차지 않습니다.

물을 모으려면 물의 양을 늘리기보다는 염증을 없애 탱크의 구멍을 막는 것이 더 중요합니다.

사람의 몸도 이와 같습니다. 염증을 제거하고 예방함으로써 건강의 기초를 다지는 것이 중요합니다. 이런 이유로 면역력을 높이고 '아프지 않은 몸 만들기'를 실천했으면 좋겠습니다.

이 책도 그것을 돕기 위한 일종의 도구라 할 수 있습니다.

많은 환자를 괴롭히는 생활습관병과 암의 원인으로 지목되는 만성 염증을 예방하고 개선하기 위한 자가 관리법을 마련했습니다.

모두 제가 직접 실천하고 효과를 느끼는 방법입니다. 여러분의 생활에도 도입해보면 어떨까요?

이 책이 가능한 한 많은 이의 손에 건네져 자신의 몸과 생활 방식을 다시 들여다보는 계기가 된다면 의사로서 더할 나위 없이 행복할 것입니다.

참고문헌

제 1 장   *Axelsson, John,* et al. "Identification of acutely sick people and facial cues of sickness." Proceedings of the Royal Society B: Biological Sciences 285.1870 (2018): 20172430.

Zeng, Fan, et al. "Receptor for advanced glycation end products up‑regulation in cerebral endothelial cells mediates cerebrovascular‑related amyloid β accumulation after Porphyromonas gingivalis infection." Journal of neurochemistry 158.3 (2021): 724-736.

Imai, Kazuaki, et al. "Epipharyngeal Abrasive Therapy (EAT) Has Potential as a Novel Method for Long COVID Treatment." Viruses 14.5 (2022): 907.

Kelly, Michael P., and David Field. "Medical sociology, chronic illness and the body." Sociology of health & illness 18.2 (1996): 241-257.

Tang, Ying, et al. "C‑reactive protein and ageing." Clinical and Experimental Pharmacology and Physiology 44 (2017): 9-14.

Hirose, N., et al. "Suggestions from a centenarian study--aging and inflammation." Nihon Ronen Igakkai zasshi. Japanese Journal of Geriatrics 38.2 (2001): 121-124.

제 2 장   *Otsuka, Rei,* et al. "Eating fast leads to obesity: findings based on self-administered questionnaires among middle-aged Japanese men and women." Journal of epidemiology 16.3 (2006): 117-124.

Kuwata, Hitoshi, et al. "Meal sequence and glucose excursion, gastric emptying and incretin secretion in type 2 diabetes: a randomised, controlled crossover, exploratory trial." Diabetologia 59.3 (2016): 453-461.

Crous-Bou, Marta, et al. "Mediterranean diet and telomere length in Nurses' Health Study: population based cohort study." Bmj 349 (2014).

Willett, Walter C., et al. "Mediterranean diet pyramid: a cultural model for healthy eating." The American journal of clinical nutrition 61.6 (1995): 1402S-1406S.

Begum, Aynun N., et al. "Curcumin structure-function, bioavailability, and efficacy in models of neuroinflammation and Alzheimer's disease." Journal of Pharmacology and Experimental Therapeutics 326.1 (2008): 196-208.

Soda, Kuniyasu, et al. "Polyamine-rich food decreases age-associated pathology and mortality in aged mice." Experimental gerontology 44.11 (2009): 727-732.

Soda, Kuniyasu, et al. "Long-term oral polyamine intake increases blood polyamine concentrations." Journal of nutritional science and vitaminology 55.4 (2009): 361-366.

제 3 장   *Baxter, Amy L.,* et al. "Rapid initiation of nasal saline irrigation to reduce morbidity and mortality in COVID+ outpatients: a randomized clinical trial compared to a national dataset." medRxiv (2021).

Sinharay, Rudy, et al. "Respiratory and cardiovascular responses to walking down a traffic-polluted road compared with walking in a traffic-free area in participants aged 60 years and older with chronic lung or heart disease and age-matched healthy controls: a randomised, crossover study." The Lancet 391.10118 (2018): 339-349.

제 4 장 Severinsen, Mai Charlotte Krogh, and Bente Klarlund Pedersen. "Muscle–organ cross-talk: the emerging roles of myokines." Endocrine reviews 41.4 (2020): 594-609.
Van der Ploeg, Hidde P., et al. "Sitting time and all-cause mortality risk in 222 497 Australian adults." Archives of internal medicine 172.6 (2012): 494-500.
Koyama, Teruhide, et al. "Effect of Underlying Cardiometabolic Diseases on the Association Between Sedentary Time and All‐Cause Mortality in a Large Japanese Population: A Cohort Analysis Based on the J‐MICC Study." Journal of the American Heart Association 10.13 (2021): e018293.
Sudimac, Sonja, Vera Sale, and Simone Kühn. "How nature nurtures: Amygdala activity decreases as the result of a one-hour walk in nature." (2022).
能勢博. "メリハリをつけて歩くインターバル速歩-その方法と効果のエビデンス." 日本顎口腔機能学会雑誌 19.1 (2012): 1-9.
能勢博. "10 歳若返る!「インターバル速歩」―生活習慣病・介護予防のための新しい運動処方システム―." 日本老年医学会雑誌 54.1 (2017): 10-17.

제 5 장 Kripke, D. F. "Garfinkel L, Wingard DL, Klauber MR, and Marler MR." Mortality associated with sleep duration and insomnia. Arch Gen Psychiatry 59 (2002): 131-136.
Rosekind, Mark R., et al. "Managing fatigue in operational settings 2: an integrated approach." Behavioral Medicine 21.4 (1996): 166-170.
Irwin, Michael R., and Michael V. Vitiello. "Implications of sleep disturbance and inflammation for Alzheimer's disease dementia." The Lancet Neurology 18.3 (2019): 296-306.
Maas, James B. Power sleep: The revolutionary program that prepares your mind for peak performance. Villard, 2012.

제 6 장 夏目誠 ライフイベント法とストレス度測定 公衆衛生研究 42.3 (1993): 402-412
Holt-Lunstad, Julianne, et al. "Loneliness and social isolation as risk factors for mortality: a meta-analytic review." Perspectives on psychological science 10.2 (2015): 227-237.
Schaller, Mark, et al. "Mere visual perception of other people's disease symptoms facilitates a more aggressive immune response." Psychological Science 21.5 (2010): 649-652.
Moser, Jason S., et al. "Third-person self-talk facilitates emotion regulation without engaging cognitive control: Converging evidence from ERP and fMRI." Scientific reports 7.1 (2017): 1-9.
Seligman, Martin EP, et al. "Positive psychology progress: empirical validation of interventions." American psychologist 60.5 (2005): 410.
Shensa, Ariel, et al. "Problematic social media use and depressive symptoms among US young adults: A nationally-representative study." Social science & medicine 182 (2017): 150-157.
Tamura, Haruka, et al. "Association between excessive use of mobile phone and insomnia and depression among Japanese adolescents." International journal of environmental research and public health 14.7 (2017): 701.